KB119648

약 없이 건강해지는
식습관 상담소

일러두기

1. 맞춤법과 외래어 표기는 국립국어원 맞춤법과 외래어 표기법을 따랐으나, 의학 용어는 대한의사협회 기준을 참고했고 일부 관례로 굳어진 경우는 예외를 두었다.

2. 단행본은 《 》로, 영화, TV 프로그램, 신문, 잡지 등은 〈 〉로 표시했다.

약 없이 건강해지는
식습관 상담소

30년 내공 가정의학과 전문의가 알려주는
한국인에게 최적화된 식사 관리의 모든 것

박현아 지음

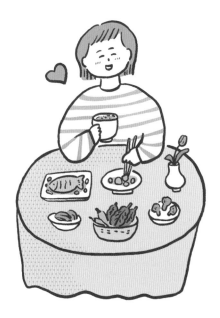

위즈덤하우스

건강하게 먹는다는 건
무슨 뜻일까?

제가 "약을 드셔야 합니다"라고 하면 환자분들은 십중팔구 "약은 좀 있다가 먹을래요" 하며 "먼저 음식 조절해보고요", "운동해보고요", "술 줄여보고요", "담배 줄여보고요"라고 약속하십니다. 그렇다면 약 없이 건강을 회복하려면 습관이 어떻게 변해야 할까요?

우선 담배는 끊으면 됩니다. 건강을 위한 선택은 딱 하나뿐입니다. 바로 금연입니다.

술에 대해서는 적정 음주량을 지키면 됩니다. 심장과 혈관 건강을 위한 적정 음주량은 남성은 하루 두 잔, 여성과 노인은 하루 한 잔 이내입니다. 만약 암 예방까지 챙기고 싶다면 절주가 아니라 금주가 필요합니다. 하루 한 잔의 음주도 유방암 위험도를 높입니다.

운동에 대한 권유도 명확합니다. 대부분의 스포츠의학회와 건강 관련 단체들이 동의하는 운동 권고량은 다음과 같습니다. 유산소운동으로 중강도 운동을 주당 150~300분 하거나 고강도 운동을 주당 75~150분 하고, 여기에 추가로 대근육을 골고루 쓰는 근력 강화 운동을 주당 2회 이상 하시면 됩니다. 중강도 유산소운동은 약간 숨이 차고 땀이 날 정도의 운동으로 빨리 걷기, 자전거 타기, 수영하기, 복식 테니스 등이 있습니다. 고강도 운동은 달리기, 에어로빅, 줄넘기, 단식 테니스처럼 심장박동이 많이 빨라지고 호흡이 무척 가빠지는 운동입니다. 이 중에서 취향이나 여건에 맞는 운동을 골라 권고한 시간만큼 채워주시면 됩니다. 땀 나고 숨차게 운동하는 게 힘들 뿐, 권고 자체는 매우 간단하고 이해하기 쉽습니다.

하지만 음식은 좀 다릅니다. 음식은 '규칙적인 시간에, 균형 잡힌 식단으로, 정량을' 먹으면 됩니다. 규칙적인 시간은 아침 점심 저녁을 말합니다. 정량은 마르지도 않고 통통하지도 않은 정상체중을 유지할 수 있는 식사량으로 깔끔하게 정리할 수 있습니다. 그런데 '균형 잡힌 식단'만은 간단명료하게 한두 줄로 설명하기가 쉽지 않습니다.

학창 시절 배운 실과, 가정과 가사, 과학, 보건, 영양학, 생화학 과목 그 무엇도 '밥상에서 무엇을 골라 먹어야 하는지', '마트에서 어떤 먹거리를 사야 하는지', '식당에서 어떤 음식을 시켜야 하는지'와 같은 실생활 속 의문에 대한 답을 쉽게 내놓지 않습니다. 사회인이 되어서도 마찬가지죠. 따로 공부를 하지 않으면 신문, 방송, 인터넷, SNS, 유튜브 등에서 주워들은 단편적인 지식이 전부일 겁니다. 지식이라기보다는 정보나 뉴스에 가깝습니다. 이런 정보나 뉴스 또한 상업성과 화제성에 휘둘리기에 '균형 잡힌 식단'을 꾸리는 데는 크게 도움 되지 않는 경우가 대부분입니다.

회사에 다니는 직장인이라면 '균형 잡힌 식단'을 실천하는 꿀팁이 하나 있습니다. 가능하다면 구내식당을 이용하는 것입니다.

저는 거의 매일 점심과 저녁을 구내식당에서 먹습니다. 특히 병원 식당은 환자를 위한 식사를 제공하는 곳이기 때문에 영양사가 탄수화물, 지방, 단백질, 비타민, 무기질이 넘치지도 부족하지도 않게 식단을 짜고, 조리사가 레시피에 맞춰 위생적으로 조리합니다. 반입 식재료를 철저히 검수하기에 식재료의 안전성을 걱정할 필요가 없고, 가장 큰 장점은 요즘 같은 고물가 시대에 상대적으로 저렴하다는 것입니다.

일전에 병원 건물을 대대적으로 수리하면서 두 달간 구내
식당 운영이 중단된 적이 있었습니다. 병원 밥에 의존하던 저
는 어떻게 끼니를 때우나 진지한 고민을 하게 되었습니다.

처음에는 편의점 도시락을 시도해보았습니다. 출근길에
편의점에 들러 도시락을 사서 연구실에 두었다가 점심에 먹었
습니다. 초반에는 괜찮았습니다. 그런데 사흘째가 되니 신선한
채소는 거의 없고 기름진 반찬 위주로 채워진 도시락을 먹기
가 힘들어졌습니다. 식중독을 우려해서 김치도 볶은 김치를 제
공하는 듯합니다. 신선한 재료가 너무 없다고 판단해서 편의점
도시락은 포기하기로 했습니다.

그다음으로는 '그린그린'하게 먹기에 도전했습니다. 새벽
배송으로 배달시킨 샐러드로 점심을 대신하는 방법이었습니
다. 다이어트하는 분들이 많이 선택하는 방법입니다. 그런데
이번에는 채소 위주로 먹다 보니 금세 배가 꺼지고 오후 업무
에 집중할 에너지가 고갈되어 오후 3시쯤 되면 집에 가고 싶어
졌습니다.

다음으로 시도한 방법은 도시락 싸 오기였습니다. 집에서
아침을 먹고 남은 음식을 도시락으로 싸 왔습니다. 그나마 먹
을 만했지만 그날그날 아침 식사 후 남는 음식이 달라 도시락
이 허접해지기 일쑤였고, 바쁜 아침에 도시락 싸는 일과 저녁

에 도시락통을 설거지하는 일 모두 쉽지 않았습니다. 그래서 이 방법도 포기했습니다.

마지막으로 찾은 가장 좋은 해결책이 직장 주변 회사에 있는 구내식당 가운데 직원이 아닌 사람도 이용할 수 있는 곳을 찾은 것이었습니다. 약간 눈치가 보여도 가장 나은 대안이었습니다.

하루하루를 바쁘게 살아가는 우리는 '잘 먹는 것' 자체가 쉽지 않습니다. 하지만 오늘 놓친 한 끼는 영원히 돌아오지 않습니다. 젊을 때는 한두 끼쯤 굶어도 당장은 표가 나지 않습니다. 굶은 채로 일도 할 수 있고 운동도 할 수 있습니다. 중년이 되면 약간 기운이 빠지긴 하지만 다음 끼니로 보충할 수 있습니다. 조금 힘들어도 할 일을 마무리할 수 있습니다. 하지만 노년기에는 한두 끼를 건너뛰면 기력뿐 아니라 면역까지 떨어집니다. 다음 끼니를 잘 먹어도 놓친 한 끼에서 빠져나간 근육은 되돌아오지 않습니다. 당뇨병 같은 만성질환을 앓는 사람들에게 놓쳐버린 한 끼는 생존의 문제로도 연결될 수 있습니다.

그렇다고 청년기와 중년기에 대충 먹어도 된다는 말은 아닙니다. 대충 때운 끼니가 차곡차곡 쌓여감에 따라 조용한 영양결핍으로 질병이 생기고, 체력이 떨어지고, 노화가 앞당겨집니다. 주유하지 않고 자동차를 움직일 수 없듯 잘 챙겨 먹지 않

고 신진대사를 활성화시켜 내가 할 일을 잘 해나가기는 불가능
합니다.

30년이 넘는 긴 세월 동안 의사로 일하며 환자분들이 약
대신 해볼 수 있는 무언가, 특히 앓고 있는 질병에 도움이 되고
앞으로 생길지 모를 질병까지 예방할 수 있는 좋은 음식에 대
한 지식에 목말라 한다는 사실을 알게 되었습니다. 그렇지만
짧은 진료 시간에 무엇을 어떻게 먹어야 하는지 설명하기가 불
가능해 생략하고 지나가면, 환자분들은 애먼 정보를 찾아서 애
먼 음식을 먹고 계시는 경우가 태반이었습니다. 건강하게 먹고
싶지만 어떻게 먹어야 건강하게 먹는 것인지 모르는 분들이 너
무나 많습니다.

'현미를 드세요', '채소과일식을 해보세요', '우유를 드시지
마세요'처럼 특정 식품이나 식단에 대한 간단한 메시지를 던
지는 책이 아니라 음식과 영양에 대한 '균형 잡힌' 책을 쓴다는
것은 어쩌면 모험일지도 모릅니다. 영양소의 이름과 숫자가 복
잡하고 지루하게 느껴질 수 있고, '균형'을 위해 담아내야 하는
지식과 정보도 적지 않기에, 잘 읽히지 않고 잘 팔리지 않는 책
이 될까 두려운 마음도 듭니다.

하지만 더 늦기 전에, 편협한 주장에서 벗어나 음식과 영양
에 대한 건강한 선택을 돕는 균형 잡힌 시각을 갖춘 지침서가

꼭 필요하겠다는 생각에 용기를 내게 되었습니다. 독자분들의 높은 안목을 믿으며, 용감하게 이 책을 세상에 내보냅니다.

2024년 3월

박현아

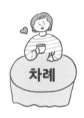

차례

1장 잘 먹는다는 것에 대한 착각과 오해

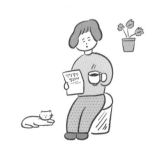

4장 건강 영양 공식
- 식단 구성 편

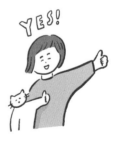

5장 건강 영양 공식
- 식사 방법 편

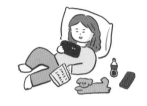

 6장

건강하게 먹기 위해
챙겨야 하는 것들

건강 정보의 홍수 속에서
허우적대는 당신에게

아침에 TV를 틀면 건강 정보를 알려주는 프로그램이 한 채널 건너 하나씩 나옵니다. 그 사이에는 건강기능식품을 파는 홈쇼핑채널이 자리하고 있습니다. 사람들이 많이 보는 신문들은 매주 건강 면을 발행하고, SNS에서는 건강 인플루언서들이 활발히 활동합니다. 유튜브에 끊임없이 올라오는 새로운 건강 정보도 매력적인 썸네일을 내세워 사람들을 유혹합니다. 우리는 다 볼 수도 들을 수도 없을 만큼 많은 건강 정보에 둘러싸여 살아갑니다.

건강 정보의 탈을 쓴 제품 광고에 넘어가지 말자

경제적으로 여유 있어 보이는 나이 든 여성이 진료실을 찾으셨습니다. 수십만 구독자를 거느린 약사 유튜버가 파는 영양제를 100만 원어치나 구입했는데 부작용이 생겨서 연락했더니 답을 받지 못하자 저를 찾아오셨습니다. 어떻게 그리 많은 돈을 쓰셨냐고 했더니 구독자가 많아 믿을 수 있다고 생각했고 구매 전에는 채팅 상담도 바로바로 잘해주었다고 하셨습니다.

건강 정보를 전달한다는 탈을 쓴 채 몸이 약하고 귀가 얇은 사람들을 공략하는 경우가 왕왕 존재합니다. '암을 예방하는 다섯 가지 식품', '이것만 드시면 당뇨 약 안 드셔도 됩니다', '독이 되는 음식', '치매 예방 식품' 등 의사인 저도 클릭해보고 싶을 정도로 매혹적인 제목을 내세운 영상과 글이 많습니다. '쥐가 나면 이것 꼭 드세요!'라는 제목이 붙은 썸네일을 내세운 영상을 클릭했더니 쥐(의학 용어로는 근경련입니다)에 도움이 되는 몇 가지 의학적인 팁을 알려주면서 그 사이사이에 마그네슘 영양제를 권하고 하단 댓글에는 구매 사이트 주소가 붙어 있었습니다.

대놓고 광고를 하면 똑똑해진 대중이 보지 않으니 광고를 정보 형식으로 제공하고 있습니다. 이런 경우는 무료 건강 정보라기보다는 유료 제품 광고인 셈입니다. 유튜브뿐 아니라 유명 인플루언서의 SNS나 커뮤니티 게시글 등도 정보로 둔갑한 광고인 경우가 흔합니다.

말이 되는 듯 말 안 되는, 틀린 건강 정보가 널려 있다

틀린 건강 정보도 많습니다. 틀린 정보가 대중에게 버젓이 제공되고 있다는 현실도 놀랍지만 그것을 수십만, 수백만 명이 보았다는 것이 더욱 놀랍고 걱정스럽습니다. 몸소 실천해보고 건강이 나빠진 상태로 진료실을 찾는 분들을 보면 더더욱 우려됩니다.

처음부터 일반 상식과 동떨어진 내용을 늘어놓는다면 대부분은 보거나 읽지 않습니다. 틀린 정보가 어느 정도는 상식선에서 받아들일 수 있는 바른 정보와 섞여 제공되고, 틀린 정보일수록 매력적이고 친절한 형태를 취하기 때문에 많은 분들이 빠져들곤 합니다. 예를 들어 영상 앞부분에서는 콜레스테롤에 대한 일반 지식을 이야기해놓고 뒷부분에서는 콜레스테롤 약을 먹으면 독이 된다는 주장을 펼치는 식입니다. 특히 말이 되는 듯하지만 말이 안 되는, 틀린 정보에는 음식에 대한 내용이 많습니다.

의사가 올린 건강 정보도 다 믿을 수는 없지만, 의사가 아닌데 의사인 것처럼 흰 가운을 입은 채로 영상을 찍어서 내놓는 경우도 많습니다. 일반 대중들은 흰 가운을 입으면 의사인가 보다 생각하고, 히포크라테스선서를 했으니 믿어도 되겠지 생각합니다. 흰 가운을 입었다고 의사는 아니고, 흰 가운을 입고 말한다고 해서 올바른 정보를 보장하지는 않는다는 것을 염두에 두어야 하겠습니다.

자극적인 정보는 유혹적이고 위험하다

올바른 건강 정보는 뻔한 내용인 경우가 대부분입니다. 누가 제게 건강하려면 어떻게 해야 하느냐고 물어보면 저는 어린 시절 애창했던 동요 〈둥근 해가 떴습니다〉 가사처럼 살면 된다고 답합니다. 해가 뜨면 자리에서 일어나 제일 먼저 이를 닦고 깨끗이 세수하고 꼭꼭 씹어 밥 먹고… 정해진 시간에 일어나 잘 씻고 아침을 꼭 먹고 일상을 시작하는 삶이 가장 건강한 삶입니다. (물론 아침 식사 후 치아를 닦는 편이 치아 건강에는 더 좋습니다.)

그런데 상식적인 제목을 단 영상에서 평온한 어투로 전달하는 정보는 사람들의 눈길을 끌지 못합니다. 제가 유튜브 '의학채널 비온뒤—왔다, 박 교수! 시즌 3'에 올린 영상 '이런 검진 받지 마세요' 조회수는 2024년 기준 56만 회를 훌쩍 넘긴 반면 비슷한 시기에 올린 영상 '건강검진, 이런 검사 꼭 받으세요'는 13만 회 정도가 시청되었습니다. 둘 다 건강검진을 받으시는 분들이 꼭 아셔야 하는 정보인데도 부정적이고 자극적인 내용이 더 와닿았나 봅니다. 비슷하게 '올바른 아침 식사'보다는 '최악의 아침 식사', '대상포진 예방접종의 효과'보다는 '대상포진 예방접종의 진실'처럼 뭔가 숨겨진 진실을 담고 있는 듯한 썸네일이 더 많은 시청자를 모읍니다.

사람들을 안심시키는 정보는 재미가 없어서인지 뉴스거리도 안 됩니다. '절대 먹으면 안 되는 음식'처럼 부정적인 정보, 불안감을 불러일으키는 정보가 더 눈길을 끌고 조회수가 높습니다.

그러나 대부분의 경우 한 가지 식품은 영양 구성이 비슷한 다른 식품으로 대체 가능하기 때문에 '이것 안 먹으면 건강이 망가지는 음식'도, '먹으면 독이 되는 음식'도 사실은 없습니다. 이런 정보는 해당 음식을 즐겨 먹어온 건강한 사람에게는 불필요한 불안감을 일으키고 아픈 사람에게는 죄책감을 유발합니다. 그러니 약이 되기보다는 독이 되는 말에 가깝습니다.

'먹어봤더니 정말 좋더라' 하는 말에 솔깃하겠지만…

엄격한 임상시험을 거쳐 검증된 과학적 사실보다 누가 먹었는데 차도가 있었다는 체험담에 더 솔깃해지는 건 인지상정입니다.

임상시험을 통해 A라는 질병에 B라는 치료를 했더니 기존의 C 치료보다 환자에게 도움이 된다는 통계적 검증이 반복해서 이루어지면 A 질병 진단 시 B 치료를 해야 한다는 내용이 진료 가이드라인에 오릅니다. 최근에는 대부분의 의사가 진료 가이드라인을 따르기 때문에 어느 병원을 가도 A 질병에 대해서는 B 치료를 받습니다. 다시 말해 환자들은 이런 임상시험과 통계 작업을 통해 효과가 있다는 검증을 마친 치료법들만 처방을 받습니다. 그래서 의학을 통계의 학문이라 부릅니다.

그런데 A 질병에 걸린 지인이 B 치료는 효과가 없었던 반면 C 치료를 받았더니 호전되었다는 이야기를 전합니다. 그러면 A 질병에 걸렸을 때 B 치료를 받을지 C 치료를 받을지 고민스러워집니다. 내가 모르는 의사의 진료 가이드라인보다 내가 아는 사람의 체험담이 더 그럴듯하고 현실감 있게 다가오기 때문입니다.

요즘에는 대중매체를 통해 의학 정보가 많이 보급된 덕분에 암 같은 심각한 질환에 걸렸는데 수술이나 항암 치료를 거부하고 희귀 버섯 같은 특정 식품에 의존하는 환자들이 거의 사라졌습니다. 하지만 당뇨병이나 고혈압 같은 상대적으로 쉽게 느껴지는 질환에 대해서는 진료 가이드라인을 무시하고 돼지감자, 여주, 양파즙, 비트처럼 지인이 추천하는 효과적인 음식을 먼저 섭취하시는 경우가 여전히 꽤 많습니다. 안타까운 현실입니다.

정보의 홍수 속에서 올바른 정보를 선택하려면

디지털 세상에 올라오는 수많은 건강 정보 가운데 믿을 수 있는 정보와 버려야 할 정보를 구분하기란 쉽지 않습니다. 정답은 없지만 여러분께 다음과 같이 제안드리니 유념하시면 좋겠습니다.

먼저 가장 중요한 것은 정보를 제공한 주체를 믿을 만한가입니다.

질병관리청 같은 공공기관, 학교와 대학병원, 관련 학회에서 제공하는 정보가 가장 믿을 만합니다. 대한신장학회에서 운영하는 공식 유튜브 채널 '내 신장이 콩팥콩팥'을 예로 들 수 있습니다. 공신력 있는 신문이나 방송에서 제공하는 정보도 도움이 됩니다만 최근에는 신문과 방송도 간접광고를 포함되는 경우가 많아졌으니 참고하시길 바랍니다. 유튜브에서 건강 정보를 얻을 때는 질환명을 입력하면 믿을 수 있는 콘텐츠의 경우 '공인 의료서비스 제공자'라는 표시와 함께 상단에 노출됩니다. 그것부터 먼저 보면서 질병에 대한 전체적인 윤곽을 잡는 편이 좋습니다.

두 번째, 정보와 정보를 비교하셔야 합니다. 짜게 먹어도 신장(콩팥) 건강에 영향이 없다는 주장과 신장 건강을 위해 짜게 먹지 말라는 주장, 정반대되는 두 가지 정보가 동시에 존재한다면 좀 더 공신력 있는 기관에서 제공한 정보가 옳을 확률이 높습니다. 짜게 먹어도 괜찮다는 주장은 대부분 유사의학을 공부한 사람들이 제공합니다. '의사들이 잘 모르는 새로운 연구 결과', '내 사돈의 팔촌의 경험', '병원 가서 낭패 보셨다면 주목' 같은 말로 포장하는 경우가 많습니다. 이런 정보에 혹하지 않으려면 중심을 잡고 판단을 하셔야 합니다.

세 번째, 눈길을 끄는 자극적인 제목이 붙은 정보는 틀렸거나 매우 지엽적인 내용일 가능성이 높습니다. '○○ 약 끊을 수 있습니다', '○○을 딱 한 달만 드시면 완치됩니다', '○○만 하면 죽었던 간 되살아납니다' 같은 제목입니다. 지극히 상식적인 제목보다는 상식을 뒤집는 제목이 눈에 띄고 클릭과 조회수를 올려 금전적 이익에 기여하기 때문입니다.

네 번째, 정보 제공자에 대한 정보를 찾아봅니다. 요즘은 조금만 검색해보면 개인이나 단체의 정보를 웬만큼은 알 수 있습니다. 정보 제공자가 관련된 주제에 대해 올바른 내용을 말할 수 있는 해당 분야의 학력과 경력의 소유자인지 확인하셔야 합니다. 예를 들어 원예학과를 나온 사람이 나무의 질병이 아니라 사람의 질병 정보를 제공하고 있다면 믿기 어렵습니다.

마지막으로, 너무 쉬운 해법은 답이 아닌 경우가 많다는 사실을 명심하세요. '쉽게 번다, 빨리 번다, 많이 번다'라는 삼박자가 갖춰지면 사기입니다. 질병은 유전, 환경, 생활 습관이 복잡하게 얽혀서 발생합니다. 그 복잡성을 고려할 때 이것만 먹으면 된다, 이것만 하면 된다는 손쉬운 해결책은 정답이 아닐 확률이 높습니다. 그리 쉽게 건강해진다면 왜 아픈 사람이 있고 죽는 사람이 생기겠습니까.

새로운 정보를 받아들여도 될지 버려야 할지 판단하려면 평소에 기본 지식을 갖추고 있어야 합니다. 바닥 공사 없이 집을 지을 수 없듯 탄탄한 기본 지식 위에 심화 지식을 쌓아야 합니다. 그래서 앞으로 설명할 기본 지식을 꼼꼼하게 살피고 기억해두시면 좋겠습니다.

우선 1장에서는 많은 사람들이 가장 크게 오해하고 있는 영양 지식을 설명합니다. 잘못된 지식을 벗어던져야 제로 베이스에서 올바른 이해가 가능하기 때문입니다. 2장과 3장에서는 증상과 건강검진 결과로 제대로 잘 먹고 있는지 확인하는 방법을 소개합니다. 건강검진표를 옆에다 놓고 읽으시면 더욱 좋겠습니다. 4장과 5장은 이 책의 하이라이트로, 부족하지도 않고 넘치지도 않게 먹는 방법인 '식사 공식'을 제시합니다. 시간이 없는 분들은 4장과 5장만 보셔도 좋겠습니다. 여기까지 다 읽으셨다면 90점은 넘습니다. 나머지 10점을 채워 100점을 받기 위해 필요한 내용은 6장에 담았습니다. 긴 여정이긴 하지만 저는 여러분이 모두 '어떻게 먹을까' 과목에서 100점 만점을 받는 1등 영양 전문가가 되었으면 합니다.

내 식습관, 이대로 괜찮을까?

**자신의 평소 식습관이 어떤지 스스로 평가해봅시다.
해당되는 항목에 솔직하게 체크하세요.**

○ 기름진 빵(꽈배기, 생크림빵 등)이나 스낵 과자류(감자칩, 고구마칩 등)를
일주일에 2회 이상 먹는다.

○ 피자, 햄버거, 프라이드치킨 등 패스트푸드를 일주일에 2회 이상 먹는다.

○ 짠 국물 음식(라면, 찌개류, 탕류, 국물 떡볶이 등)을 일주일에 4회 이상
먹는다.

○ 쇠고기, 돼지고기 같은 붉은색 고기를 일주일에 4회 이상 먹는다.

○ 햄, 소시지, 베이컨 등 가공육을 일주일에 2회 이상 먹는다.

○ 가당음료(탄산음료, 믹스커피, 유자차 등)를 마신다.

○ 김치를 제외한 채소를 매끼 1가지 이하 먹는다.

○ 과일을 일주일에 3회 이하 먹는다.

○ 우유나 유제품(요거트, 치즈)을 일주일에 3회 이하 먹는다.

○ 생선을 일주일에 1회 이하 먹는다.

○ 콩이나 두부를 일주일에 3회 이하 먹는다.

○ 견과류를 일주일에 1회 이하 먹는다.

○ 전곡이나 잡곡류(현미밥, 잡곡밥, 통밀빵 등)를 하루에 2회 이하 먹는다.

○ 아침 식사를 하지 않는다.

○ 과식이나 폭식을 한다.

○ 평소에 건강에 좋은 식생활에 신경 쓰지 않는다.

○ 외식 시 또는 가공식품을 구입할 때 영양 표시를 확인하지 않는다.

○ 음식을 먹기 전에 손을 씻지 않는다.

○ 과음(한 번에 남자의 경우 7잔, 여자의 경우 5잔 이상 마시는 경우)을 한다.

○ 숨이 찰 정도의 운동을 일주일에 2회 이하 한다.

위 항목 중 10개 이상 해당되면 **식습관 개선이 필요합니다.**

6~9개 해당되면 **양호합니다.**

5개 이하면 매우 **좋습니다.**

※ 식품의약품안전처 영양지수프로그램의 설문을 편이성을 위해 간략하게 변경해서 사용했으며,
정확한 점수 산출을 원하시는 분들은 식품의약품안전처 영양지수프로그램 홈페이지(https://
various.foodsafetykorea.go.kr/nq/)를 이용하시기 바랍니다.

1장

잘 먹는다는 것에 대한
착각과 오해

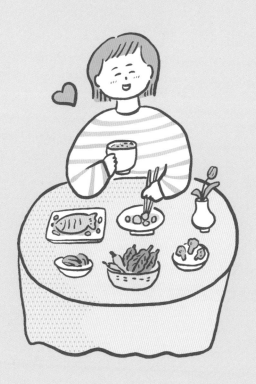

집밥은 몸에 좋고
외식은 해로울까?

마트 계산대 앞에서 기다릴 때 앞뒤 사람의 쇼핑카트를 유심히 봅니다. 신선한 식재료가 가득 차 있으면 이 집은 음식을 직접 만들어서 먹는 집이구나 생각합니다. 제가 모르는 식재료가 보이면 이분은 주부 9단인가 보다 싶습니다. 반면 가공식품, 초가공식품*으로 가득한 쇼핑 카트를 보면 이 집은 조리는 잘 하지 않나 보다 하고 생각합니다. 쇼핑카트만 보아도 건강한 집밥을 먹고 있는지 아닌지 판단할 수 있습니다.

---

* 보존제 및 향료 같은 식품 첨가물 등을 사용해 산업적 공정을 거쳐 생산된 식품.

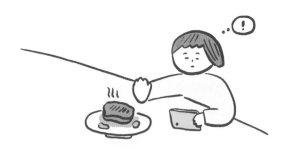

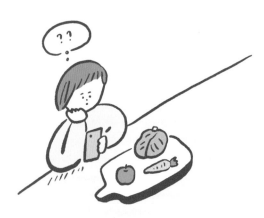

나는 과연
잘 먹고
있는걸까?

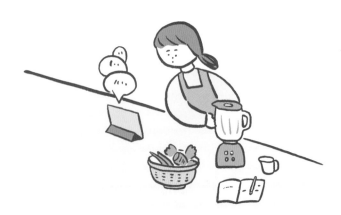

집밥을 먹어도 밥과 김치만 먹는다면 건강에 좋지 않다

흔히 집밥은 건강하다고 생각합니다. 할리우드 유명인처럼 영양사가 식단을 짜주고 조리사가 음식을 만들어준다면 건강한 집밥이 가능하지만, 일반인의 삶과는 거리가 먼 드라마나 영화에서나 볼 법한 최상의 환경입니다.

일례로 노인들만 사는 집에 가보면 냉장고에 김치와 절임 채소, 된장과 고추장만 가득한 경우가 많습니다. 아무리 많은 종류의 김치를 먹어도 밥과 김치만으로는 하루에 필요한 영양소를 다 채울 수 없습니다. 허접한 집밥은 노인에게 흔한 영양결핍 질환인 만성 빈혈, 골다공증, 근감소증의 원인이 됩니다. 그러니 제대로 관리되지 않은 집밥은 건강하다고 볼 수 없습니다.

반면, 하루 세끼를 다 외식으로 채워도 매 끼니 똑똑하게 골라 먹으면 문제가 되지 않습니다. 탄수화물, 지방, 단백질, 비타민, 무기질이 넘치지도 않고 부족하지도 않게끔 관리한다면 질 낮은 집밥을 먹는 사람들보다 영양과 건강 상태가 더 좋습니다. 게다가 밀키트, 반조리식품, 조리식품, 배달 음식의 폭증으로 집 안에서 하는 외식이 늘어나면서 집밥과 외식의 구별이 모호해졌습니다.

이에 따라 '집밥은 건강하고 외식은 해롭다'라는 생각도 점점 희미해지고 있습니다. 실제로 절임 채소와 장류를 많이 드신다면 외식보다 집밥이 덜 건강한 식사입니다.[1] 집밥의 배신이라 할 수 있습니다.

집밥이냐 외식이냐는 문제가 아닙니다. 무엇을 선택해서 얼마나 먹느냐에 따라 건강에 좋을 수도 있고 나쁠 수도 있습니다. 집에서 먹건 식당에서 먹건, 만들어서 먹건 시켜서 먹건 매 끼니 식사에서 현명한 선택을 하는 것이 점점 중요해지고 있습니다.

⊶ KEY POINT

집밥도 신경 써서 관리하지 않는다면 건강에 해로울 수 있고, 외식도 영양 구성을 잘 따져서 먹으면 건강에 도움이 됩니다.

좋다는 음식을 많이 먹으면
무조건 좋을까?

몇 년 전 렌틸콩이 유행했을 때 일입니다. 근처 회사를 다니는 한 남자분께서 요즘 집에서 렌틸콩 고문을 당하고 있다고 하소연을 늘어놓으셨습니다. 렌틸콩이 건강에 좋다고 알려지자 아내가 렌틸콩을 잔뜩 사서 밥에도 넣고 국에도 넣고 샐러드에도 넣고, 집에서 먹는 모든 음식에 렌틸콩을 넣는다고 하셨습니다. 렌틸콩이 꿈에 나올까 무서울 정도로 렌틸콩을 매일 먹고 있다고요.

렌틸콩은 저열량의 단백질 식품이고 식이섬유가 많아서 변비에 도움이 됩니다. 파이토케미컬이라는 식물영양소도 많아서 항산화 항노화 작용을 하는 좋은 식품임이 틀림없습니다.

하지만 아무리 좋은 음식이라도 사람이 살아가는 데 필요한 40~50가지 영양소를 한꺼번에 갖추고 있지는 못합니다. 게다가 사람의 위장에는 한계가 있어서 한 가지 음식만 많이 먹으면 다른 음식은 상대적으로 적게 먹게 됩니다. 몸에 좋다고 소문난 특정 음식만 많이 먹다가 골고루 먹을 기회를 놓치면 오히려 영양결핍 위험이 높아집니다.

렌틸콩이 유행했던 2015년에 국내 렌틸콩 수입은 무려 서른세 배나 증가한 반면 우리가 원래 즐겨 먹던 국산 콩 판매는 뚝 떨어졌습니다. 좋다는 음식 쏠림 현상은 비단 렌틸콩에만 해당하지 않습니다. 고구마가 당지수가 낮아 건강에 좋다고 방송되자 한동안 고구마 가격이 폭등했습니다. 버터가 자연에 가까운 지방이라고 소개되자 마트마다 버터가 품절되었습니다. 브라질너트, 새싹보리, 작두콩 등도 엄청난 관심을 끌다가 사라져버린 식품들입니다.

좋다는 음식 하나에만 집중하기보단
식단의 다양성을 지키자

기존의 음식 섭취를 줄이고 다량의 렌틸콩을 추가해서 영양학적 불균형이 생기는 게 문제라면, 원래 먹던 음식을 그대로 유지하면서 렌틸콩을 더 먹으면 어떨까요? 이 또한 큰 문제를 일으킬 가능성이 높습니다. 먹는 음식의 총량이 많아져 위장이 불편해지고, 칼로리 과다로 뱃살이 찌고 체중이 증가할 수 있기 때문입니다. 몸무게가 늘면 모든 대사 지표가 나빠집니다.

칼로리 없는 물도 너무 많이 마시면 저나트륨혈증에 걸려 사망에 이를 수 있습니다. 물 마시기 챌린지에서 왕왕 보고되는 부작용입니다. 좋은 음식이라고 해서 많이 먹을수록 더 건강에 도움이 되는 건 아닙니다.

그러므로 새로운 음식이나 식품을 소개받았을 때, 기존에 먹던 비슷한 종류의 음식과 바꿔 먹어보는 것이 똑똑한 방법입니다. 예를 들어 렌틸콩을 먹어보고 싶다면 콩 샐러드에 강낭콩 대신 렌틸콩을 넣습니다. 매번 렌틸콩만 넣지 말고, 한 번은 렌틸콩, 한 번은 강낭콩, 한 번은 두부, 이렇게 비슷한 종류의 음식끼리 바꿔가며 먹어봅니다. 그래야 먹는 음식의 총량은 유지되면서 식품 섭취의 대원칙인 다양성이 유지됩니다.

> **○─ KEY POINT**
>
> 좋다는 음식도 많이 먹으면 해가 될 수 있습니다. 식단의 다양성을 지켜주세요! 또한 좋다는 음식을 기존 식단에 추가해서 먹다가 오히려 살이 찌지 않도록 주의하세요.

영양제는
꼭 챙겨 먹어야 할까?

잘 챙겨 먹지 못한 날은 영양제 세 알. 잘 먹었다 싶은 날은 영양제 한 알. 하루 세끼 식사는 대충 먹고 영양제로 보충하려는 사람들이 꽤 많습니다. 오늘은 술을 좀 마셨으니 삐콤씨*를 먹어야지 하는 분도 계십니다.

영양제가 부실한 식사를 보충해줄까요? 1초의 고민도 필요 없이 답은 'NO'입니다.

*　유한양행에서 나오는 비타민B군 영양제.

음식을 먹을 때는 미처 규명되지 못한 영양소까지 같이 먹을 수 있다

영양학과 의학의 발달에도 불구하고 아직도 알려지지 않은, 우리 몸에 꼭 필요한 영양소가 많습니다. 알려지지 않았으니 영양제에 담을 수도 없지요.

비타민B는 B1, B2, B3, B5, B6, B7, B9, B12, 이렇게 모두 여덟 가지나 됩니다. 비타민B를 최초로 발견한 1900년 초만 해도 세포 대사에 관여하는 비타민이 한 가지라고 생각해서 그것에 비타민B라는 이름을 붙였습니다. 그런데 시간이 지나면서 한 가지일 줄 알았던 비타민B가 하나씩 추가로 발견되었습니다. 이에 따라 1947년 비타민B12의 발견을 마지막으로 비타민B는 현재는 총 여덟 가지가 되었습니다. 미래에 비타민B13, 비타민B14가 발견될지도 모릅니다.

식물영양소라 불리는 파이토케미컬은 식물에 함유되어 있는 영양소가 아닌 화학물질로, 사람이 섭취했을 때 항산화, 항염, 항암 같은 건강에 도움을 주는 생리활성을 가진 물질입니다. 쉽게 설명하자면 중고등학교 과학 시간에 배운 필수영양소는 아닌데, 포도주의 레스베라트롤, 양파의 퀘르세틴처럼 언론에서 건강에 좋은 물질로 소개되는 것들입니다. 미처 몰랐던 파이토케미컬이 하나둘씩 계속 밝혀지면서 그 목록도 점점 길어지고 있습니다.

음식을 먹을 때는 이미 알고 있는 영양소와 아직은 밝혀지지 않았지만 음식에 담겨 있는 영양소를 모두 같이 섭취하게 됩니다. 반면 영양제를 먹을 때는 성분표에 쓰여 있는 딱 그것만 먹게 됩니다. 어느 쪽이 더 이로운 선택인지는 깊이 생각해 보지 않아도 눈치채실 수 있을 겁니다.

또 이미 알려진 영양소이지만 크기가 너무 커서 영양제에 넣을 수 없는 영양소도 있습니다. 대표적인 것이 필수지방산, 필수아미노산입니다. 필수지방산, 필수아미노산처럼 '필수'라는 접두사가 붙은 영양소는 인체에서 만들어지지 않아 음식으로 꼭 챙겨 먹어야 합니다. 비타민과 무기질은 마이크로그램과 밀리그램 단위로 필요한 반면 필수지방산, 필수아미노산은 몇 그램에서 몇십 그램이 필요하니 영양제에 넣기에는 너무 많습니다.

영양소 섭취, 넘치면 모자람만 못하다

결핍의 우려와 함께 과잉의 우려도 있습니다.

어느 정도 먹고사는 나라에서는 적게는 전 국민의 30퍼센트, 많게는 50퍼센트 정도가 영양제를 먹습니다. 우리나라도 예외는 아니어서 영양제 복용률이 해마다 증가해 최근 조사에서는 한국인의 45퍼센트가 영양제를 먹고 있습니다.[2]

문제는 영양제를 열심히 먹는 분들이 대체로 소득이 높아 양질의 식사를 한다는 점입니다. 평소 영양 섭취가 부족하지 않은 사람들이 영양제까지 꼬박꼬박 추가로 챙겨 먹는 경우가 많은데, 이는 영양소 과잉섭취로 연결됩니다.

나한테 딱 부족한 성분만 넣어서 영양제로 만들어주면 좋겠지만 아직은 불가능합니다. 사람마다 식습관이 다르고, 매일 다른 음식을 먹으며, 신체활동, 치료하고 있는 질환, 스트레스, 수면 등 영양 섭취에 관여하는 모든 요인이 제각각이기 때문입니다.

그러니 영양제를 믿고 하루 세끼를 소홀히 하면 절대 안 됩니다. 차라리 집에 있는 영양제를 치워버리는 편이 더 나은 선택일 수 있습니다. 영양제 대신 하루 세끼를 잘 챙겨 먹는 것이 훨씬 건강에 도움이 되기 때문입니다.

○━ KEY POINT

영양제만 믿고 하루 세끼를 소홀히 하는 건 최악의 선택입니다.

슈퍼푸드는
슈퍼 건강할까?

미국 메인주에서는 블루베리 농사를 많이 짓습니다. 지금은 블루베리 하면 '건강'이 떠오를 정도로 슈퍼푸드의 대명사가 되었지만, 1990년대만 해도 잘 팔리지 않는 인기 없는 과일로 판로 개척에 애를 먹었습니다. 햄버거에도 넣어보고 파이에도 넣어보고 토핑도 만들어보았지만 별다른 소득이 없었습니다.

그런데 1991년 미국 국립노화연구소와 농무부에서 식품의 항산화효과를 측정하여 발표한 후 전세가 역전되었습니다.[3] 항산화효과가 높은 식품 중에 블루베리가 포함되었기 때문입니다.

많은 질병이 산화작용에 의해 발생한다는 사실과 블루베

리가 항산화효과를 가지고 있다는 사실이 블루베리가 질병 치료와 예방에 도움이 된다는 것을 담보하지는 않습니다만, 블루베리의 항산화효과가 알려진 후 건강을 위해 블루베리를 찾는 사람들이 많아졌습니다. 1998년부터 2006년 사이 블루베리 생산은 두 배 이상 증가했습니다. 20년 후 미국 농무부가 항산화효과가 높은 식품 목록을 철회했지만 여전히 블루베리 하면 슈퍼푸드가 떠오를 만큼 그 인기는 여전합니다.

그저 상술에 불과한 슈퍼푸드

건강에 좋은 영양소가 듬뿍 함유된 식품을 슈퍼푸드라고 합니다. 블루베리 외에도 슈퍼푸드로 소개되고 광고된 식품은 많습니다. 치아시드, 케일, 퀴노아, 강황, 생강, 카카오, 브로콜리, 아보카도, 아몬드, 연어, 녹차 등 슈퍼푸드의 가짓수도 계속 늘어나고 있습니다.

그런데 이들 중 어떤 식품도 질병의 예방과 치료 효과가 과학적으로 명료하게 증명된 것은 없습니다. 다만 일단 슈퍼푸드로 소개되면 슈퍼 판매로 연결되어 많은 사람들이 찾고 판매량이 증가하여 이해관계자의 수입으로 연결되는 것이 현실입니다.

이들 식품이 건강하지 않다는 뜻은 아닙니다. 하지만 다른 식품을 먹을 기회를 포기하면서까지 자주 많이 먹어야 할 만큼 건강에 도움이 되는 것도 아닙니다. 특히 언론에 새롭게 소개되는 슈퍼푸드는 상업적 간접광고인 경우가 많습니다.

그러므로 새로운 슈퍼푸드를 알게 되어 시도해보고 싶은 생각이 있다면, 비슷한 종류의 다른 음식과 바꿔서 가끔 먹어볼 것을 권합니다. 예를 들어 블루베리를 먹어보고 싶다면 딸기(스트로베리)를 줄이고 블루베리를 먹습니다. 물론 매일 블루베리를 먹는 것은 추천하지 않으며, 어떤 날은 블루베리, 다른 날은 딸기, 또 다른 날은 참외, 이렇게 과일끼리 바꾸어가면서 드시는 편이 더 건강합니다.

한국인의 슈퍼푸드인 전통 보양식, 지금은 영양과잉

보양식은 몸을 보하여 편안하고 건강하게 해주는 음식으로 복날에 먹는 삼계탕이 한국인의 대표적인 보양식입니다. 대부분의 보양식은 고지방 고단백 고칼로리입니다. 단백질과 지방 섭취가 부족했던 옛날 한여름 더위에 지칠 때 삼계탕 한 그릇은 부족했던 단백질, 지방, 칼로리를 보충하는 역할을 했습니다.

하지만 요즘은 오히려 영양과잉으로 인한 질병이 만연합니다. 영양소가 부족하지 않은 사람이 보양식을 즐겨 먹으면 단백질 과잉, 지방 과잉, 칼로리 과잉으로 연결됩니다. 특히 토끼탕, 장수말벌, 지렁이를 달인 토룡탕, 개고기처럼 축산물가공처리법의 규제를 받지 않는 희귀 보양식은 위생 문제로 인한 질병도 유발할 수 있으므로 안 먹는 편이 좋습니다. 특정 시기에 먹는 보양식보다는 일상에서 하루 세끼를 잘 챙겨 먹는 것이 더 중요합니다.

○━ **KEY POINT**

평소에 잘 챙겨 먹던 음식을 포기하면서까지 슈퍼푸드를 찾아 먹을 필요는 없습니다. 광고만큼 드라마틱한 효과가 나타나지 않는 경우가 대부분입니다.

먹으면 살 빠지는
음식이 있을까?

'먹을수록 살 빠지는 음식', '지방을 녹이는 음식'… 이런 제목의 글이나 동영상 많이 보셨지요?

이런 주제로 자주 소개되는 음식은 주로 식이섬유가 많은 미역이나 다시마 같은 해조류, 칼로리가 낮은 양배추 같은 채소입니다. 최근에는 구약감자로 만든 곤약과 다시마의 끈적한 성분인 알긴산으로 만든 천사채가 다이어트 식품으로 유행하고 있습니다.

이런 음식들은 일단 칼로리가 무척 낮습니다. 곡류가 주성분인 밥의 칼로리는 100그램당 150칼로리인 반면 곤약이나 천사채는 10칼로리 정도라 배불리 먹어도 100칼로리를 넘기가 어렵습니다. 칼로리가 낮은 반면 소화하는 데 많은 에너지가 필요하기 때문에 먹을수록 살이 빠지는 마이너스 칼로리의 음식이라는 주장도 있습니다만 검증되지는 않았습니다. 오히려 칼로리가 낮은 만큼이나 다른 영양소도 적거나 없어서 지속적으로 끼니 대신 먹으면 십중팔구 영양결핍이 생깁니다.

또한 부피가 커서 배부른 느낌을 주고 식이섬유가 많아 배변 활동을 도와줍니다. 그러나 소화되지 않은 식이섬유가 장으로 내려가 장내미생물에 의해 분해되어 가스를 만들기 때문에 장이 부글거리고 방귀가 나오며 복통이 생기기도 합니다.

그러니 하루에 한 끼 정도 식사량을 줄일 때 이런 음식을 시도해보는 것은 OK지만 두 끼 이상은 무리입니다.

'살 빠지는 음식'은 위장의 크기를 늘린다

여기까지는 신문과 방송, 인터넷에서 많이 접해본 내용일 겁니다. 부피가 크고 칼로리가 낮은 이른바 '살 빠지는 음식'의 진짜 문제는 위장 크기를 늘린다는 점입니다.

살이 빠진 후 요요현상을 막으려면 위장의 크기가 줄어야 합니다. 위가 늘어났다가 줄어들었다가 한다니 궁금하시지요? 양대창 식당에 가서 먹는 양䏣처럼 사람의 위도 단단한 근육이라서 고무줄처럼 늘어났다가 줄어들지는 않습니다.

늘어났다가 줄어들었다가 하는 것은 위장의 물리적 크기가 아니라 배가 부른 느낌, 즉 만복감 역치입니다. 부피가 크고 칼로리가 낮은 음식을 자주 먹어 버릇하면 만복감 역치가 높아집니다. 그래서 곤약밥과 천사채가 아닌 일반 식사를 할 때도 배부르게 먹고 싶어져 중간에 숟가락을 놓기가 어려워집니다. 살 빠지는 음식으로 만복감 역치를 계속 높여놓으면 칼로리가 낮은 음식을 먹어도 먹는 양이 많아지기 때문에 살이 찝니다.

다이어트에 성공하려면 배부른 느낌이 오기 전 70~80퍼센트 선에서 식사를 마치는 습관에 위장이 길들어야 합니다. 부피 큰 식품으로 섭취 칼로리만 낮추기보다는 균형 잡힌 일반 식사로 식사량을 줄여 적게 먹어도 위가 배고파하지 않도록 길들여야 합니다.

부피 크고 칼로리 낮은 소위 살 빠지는 식품은 다이어트 초기, 위장의 만복감 역치를 낮춰가는 과정에서 도와주는 역할로 시도해보는 정도가 좋습니다.

○━ **KEY POINT**

부피가 크고 칼로리가 낮은 소위 살 빠지는 음식은 영양가가 매우 낮고 위장의 크기를 늘리기 때문에 다이어트에 도움이 되지 않습니다.

해독 주스를 꾸준히 마시면
정말 도움이 될까?

디톡스와 클렌즈는 유명 연예인의 다이어트, 항노화 비법으로 자주 소개되어 독자분들도 한두 번쯤은 시도해보셨을 겁니다. 음식과 숨쉬기를 통해 몸 안으로 들어오는 독소를 막고 인체의 대사 과정에서 생기는 독소를 없애기 위해 평상시 식사를 줄이거나 중지하고 디톡스 주스, 클렌즈 주스, 해독 주스로 대신하는 식사법으로, 주로 레몬, 자몽, 케일, 당근, 사과 같은 과일과 채소가 사용됩니다.

간과 신장이 잘 버텨주는 한
우리 몸 안에는 독소가 쌓이지 않는다

디톡스와 클렌즈는 우리 몸에 독이 가득 차 있다는 가정을 전제로 합니다. 하지만 간과 신장의 해독 기능과 독소 배출 기능이 어마어마하기 때문에 이 두 장기가 버텨주는 한 체내에 독소가 쌓일 걱정은 하지 않으셔도 됩니다. 음식 섭취나 대사 과정에서 생기는 독소는 실시간으로 간에서 해독해 담도를 통해 장으로 내려보내 대변으로 배출되거나, 신장으로 보내 소변으로 배출됩니다. 간과 신장 기능이 떨어진 경우라면 만성 간 질환이나 신장병이 생긴 심각한 상태일 텐데, 이때는 클렌즈 주스로 해결하기란 불가능하고 반드시 병원 치료를 받으셔야 합니다.

인체에 쌓이는 독이 걱정된다면 가장 먼저 해야 할 일은 간과 신장의 작동을 방해하는 위험 요인을 제거하는 것입니다. 간을 위해 할 수 있는 가장 중요한 일은 과음과 과식으로 간을 괴롭히지 않는 것입니다. 알코올은 간독성이 있습니다. 과식으로 지방간이 생기면 간이 압박을 받습니다. 대부분의 약과 영양제는 간에서 해독해 신장으로 배설되므로 간과 신장에 무리를 줍니다. 꼭 필요한 약이야 어쩔 수 없지만 불필요한 약과 영양제를 줄여주는 것도 간과 신장 건강을 지키기 위한 필수 조건입니다.

간과 신장이 좋아하는 음식은 클렌즈 주스가 아닌 건강한 식단입니다. 나물 반찬, 샐러드, 후식용 과일로 채소와 과일을 하루 5~7접시 먹으면 과일과 채소에 들어 있는 항산화 비타민과 파이토케미컬이 활성산소를 제거합니다.

채소와 과일을 먹는 가장 좋은 방법은 착즙이나 주스로 변형해서 마시는 것이 아니라 있는 그대로 치아로 꼭꼭 씹어 먹는 것입니다. 충분한 수분 섭취로 소변량이 많아지면 소변으로 독소 배출이 원활해지고, 충분한 식이섬유 섭취로 대변 배출이 빨라지면 대변으로 독소 배출이 쉬워집니다.

○━ **KEY POINT**

해독 주스, 클렌즈 주스보다는 건강한 간과 신장, 충분한 수분과 식이섬유가 진정한 해독제입니다.

과일은
많이 먹을수록 좋을까?

　우리나라 중년 여성의 과일 섭취량은 세계 최고 수준입니다. 국민건강영양조사에 나타난 50~60대 여성의 과일 섭취량은 하루 200그램을 넘는데 이는 권장량의 두 배 정도입니다. 드라마나 영화 한 편을 보며 앉은자리에서 귤 한 바구니, 샤인머스캣 한 송이 먹어치우기가 다반사입니다. 술이나 담배를 하지 않는 남성도 과일을 많이 먹는 편입니다.

밥을 적게 먹어도 과일을 많이 먹으면 살찐다

중년 여성이 외래 진료실을 찾았습니다. "선생님, 저는 정말 아침도 요만큼, 점심도 요만큼, 저녁도 요만큼 먹는데 계속 살이 쪄요." 요만큼 하면서 알려주는 식사량은 손가락 두 마디 정도였습니다. 적게 먹는데 살이 찐다는 것은 물리학의 기본 법칙이자 열역학의 제1법칙인 에너지보존법칙에 위배됩니다. 그래서 정말 조금 먹는지 확인하기 위해 식사일지를 적어 오시도록 했습니다.

식사일지를 보니 밥은 정말 매 끼니 한두 숟가락 드셨습니다. 문제는 매 식사 후 먹는 대봉감이었습니다. 식후 한 알씩 하루 세 알에다 다른 제철 과일도 틈틈이 먹고 계셨습니다. 줄인 밥보다 더 많은 칼로리를 과일로 섭취하니 체중이 점점 늘어날 수밖에 없습니다.

특히 과일의 당분은 반 정도가 과당으로, 과당은 포도당처럼 에너지원으로 사용되지 못하고 쉽게 지방으로 바뀌어 체내에 쌓입니다. 특히 중년 이후에는 내장지방으로 축적됩니다. 게다가 과일은 생각보다 칼로리가 높습니다. 대봉감 한 알은 200~300칼로리로 즉석밥 한 개 칼로리에 필적합니다.

과일의 살찌우는 효과가 도움이 되는 경우도 있습니다. 조산 기미가 보이는 임신부가 배 속 아기를 빨리 키우기 위해 먹는 식품이 바로 과일입니다. 이런 특별한 경우가 아닌 대부분의 경우, 참외 작은 것 한 알을 먹고 나서 체중이 늘지 않으려면 줄넘기 10분, 계단 오르기 16분, 걷기 30분, 요가 40분을 해야 합니다.

과일주스는 요산 수치를 높일 수 있다

요산 수치가 높은 사람들은 대부분 술을 마시거나 배가 나왔거나 아니면 둘 다입니다. 30대 초반 젊은 남성이 술도 안 마시고 날씬한데 요산 수치가 높다며 진료실을 찾았습니다. 이분 역시 식사일지로 식단을 확인해보니 아침마다 식사 대신 마시는 생과일주스가 문제였습니다.

〈영국의학저널British Medical Journal, BMJ〉에서 13만 명을 추적해 과일주스와 통풍 발생률의 관계[4]를 살펴보았습니다. 과일주스를 가장 많이 섭취하는 그룹은 적게 섭취하는 그룹에 비해 통풍 발생 위험이 무려 1.8배, 즉 80퍼센트나 높았습니다. 특히 과일주스로 먹었을 때 더 위험했습니다. 과일의 과당을 많이 섭취하면 체내 대사 과정에서 요산이 많이 만들어지기 때문입니다.

술, 고깃국물, 내장육, 젓갈류는 고요산혈증이나 통풍이 있

는 분들에게 블랙리스트 음식입니다. 이뿐만이 아닙니다. 일반
적으로 좋은 음식으로 알려져 있는 과일도 과도하게 먹거나 갈
아서 주스로 마시면 요산 수치를 높이고 통풍을 일으킬 수 있
습니다.

가을의 단감이 '독감'인 이유

의사들이 특히 싫어하는 과일이 있습니다. 여름의 물렁한
복숭아, 가을의 단감입니다. 환자들의 혈당과 중성지방을 정말
깜짝 놀랄 정도로 올리기 때문입니다. 혈당을 낮추기 위해 머
리 쥐어짜가며 당뇨 약을 처방했는데 의사의 노력이 무색해지
게 하는 과일들입니다. 두 과일 모두 당도가 매우 높고, 구매할
때도 상자 단위로 사게 되고, 물러질까 봐 또는 냉장고의 빈자
리가 없어서 또는 달달하고 맛있어서 많이 먹게 되는 과일이기
때문입니다. 의사들은 단감을 환자의 건강을 해친다는 의미로
'독감'이라고까지 부릅니다.
　　과일 단맛의 반은 포도당이고 반은 과당입니다. 포도당은
곧장 혈당을 올립니다. 얼마나 빨리 많이 올리는지는 저혈당이
온 당뇨 환자에게 응급으로 투여하는 식품이 바로 과일주스 반
컵이라는 사실만 보아도 알 수 있습니다. 에너지로 쓰고 남은

과일의 당분은 중성지방으로 저장되기 때문에 혈액에 떠다니는 기름기도 많아집니다.

과일의 당분은 천연당이라 괜찮다는 주장을 하는 사람들도 있습니다. 하지만 과일의 당분도 탄산음료의 당분과 똑같은 당분입니다. 적정량보다 많이 먹으면 뱃살이 쌓이고 혈당이 높아지고 혈액 내 기름기인 중성지방이 높아집니다.

과일을 먹을 때는 한 알 두 알 단위 말고 한 쪽 두 쪽 단위로 드세요. 과일을 건강하게 먹는 방법은 4장 '[적당량 섭취] 과일'(206쪽)에서 자세히 소개하겠습니다.

○━ **KEY POINT**

과일도 많이 먹으면 살이 찌고, 요산 수치가 높아지며, 혈당과 중성지방이 올라갑니다. 다다익선이 아닙니다!

음식으로
암을 고칠 수 있을까?

'암을 고치는 음식'이라고 하면 이제는 사기라고 인식하는 사람들이 부쩍 많아졌습니다. 그래서 최근에는 '암을 고치는' 이라는 표현보다는 '암에 좋은', '암에 도움 되는'이라는 완곡한 표현이 많이 쓰입니다.

실제로 암을 고치는 식물이 있기는 합니다. 협죽도과에 속하는 일일초의 잎에는 급성백혈병과 임파선암 치료제로 사용되는 빈크리스틴과 빈블라스틴이 함유되어 있습니다. 태평양 주목나무 껍질과 잎에서 분리된 택솔은 난소암, 유방암 치료제로 사용됩니다. 하지만 일일초나 주목나무는 우리가 일상생활에서 만나는 음식과는 거리가 있지요.

암에 좋다는 음식이 항암 치료를 지연시키기도 한다

결론부터 말씀드리겠습니다. 많은 사람들이 암을 고치는 음식을 기대하지만 음식으로는 암을 고칠 수 없습니다.

질병 치료에서 음식의 중요성을 주장하는 사람들은 의학의 아버지 히포크라테스를 자주 언급합니다. "음식으로 못 고치는 병은 약으로도 못 고친다"라는 히포크라테스의 명언은 음식의 치료 기능을 주장할 때 가장 많이 인용되는 어구입니다. 그러나 이는 별다른 치료법이나 치료제가 없었던 기원전 400년 전 고대 그리스 시대에나 통용되었던 진리입니다. 표적 항암제, 로봇수술, 양성자 치료 등 최신 치료법이 활용되는 현대에 인용되기에는 무리가 있습니다.

그런데 일단 암에 걸리면 지푸라기라도 잡는 심정으로 암을 고친다고 선전하는 식품을 비싼 값에 구입합니다. 저도 돌아가신 아버지가 암 진단을 받았을 때 어머니의 성화에 못 이겨 천연송이버섯을 고가에 샀던 적이 있습니다. 허비된 돈은 그렇다 치고 부작용이라도 없으면 다행인데, 항암 치료 중 의사 몰래 먹은 희귀버섯, 한약, 홍삼, 인삼 엑기스, 과다한 녹즙, 붕어나 잉어 달인 물, 개소주 등 때문에 간독성이나 신장독성이 생겨 암 치료가 중단되거나 지연되는 환자들이 많습니다.

그렇다면 음식은 암 치료와 아무런 관련이 없을까요? 아닙니다. 실제로는 매우 매우 중요합니다.

암 치료 중에 저에게 만성병 치료를 받으시는 환자들이 많습니다. 매번 방문하실 때마다 제가 잊지 않고 드리는 질문이 있습니다. "몸무게가 얼마인가요?"입니다. 체중은 가장 중요한 영양 지표입니다. 몸무게가 유지된다는 것은 환자가 잘 먹고 있다는 뜻이고, 잘 먹고 있다는 것은 환자가 암 치료를 잘 견디고 있다는 뜻입니다. 요즘은 먹는 항암제, 부작용이 적으면서도 효과적인 항암제가 많이 개발되었습니다만, 아무리 항암제가 좋아도 환자가 잘 먹고 잘 움직일 수 있을 정도의 컨디션은 유지해야 항암 치료 대상이 됩니다. 그러므로 체력을 유지할 수 있도록 잘 먹어주는 것이 항암 치료를 잘 받아 완치 가능성을 높이는 기본 조건입니다.

영양 상태가 좋아야 암 치료도 잘 받을 수 있다

굶으면 암세포도 굶어서 암이 치료된다는 주장도 있습니다. 일부 세포실험이나 동물실험에서 나온 결과로, 세포도 아니고 실험 쥐도 아닌 인간에게 적용하기에는 너무 위험한 시도입니다. 암 치료 중에 칼로리가 결핍되면 근육 소실, 체중 감소, 체력 저하로 이어져 암 환자에게는 치명적인 결과가 나타날 수 있습니다. 이는 어떤 종양내과 전문의도 찬성하지 않는 식사법입니다.

암 진단을 받으면 암에 좋다고 알려진 한두 가지 음식 위주로 드시는 분들도 계신데, 이 또한 절대로 안 됩니다. 그 한두 가지 음식이 암 치료에 도움이 될 확률도 현저히 낮을뿐더러 영양이 결핍되어 정상세포의 회복을 방해하고 암과의 싸움에 필수인 체력을 떨어뜨리기 때문입니다.

이때야말로 인생에서 음식이 가장 중요한 시기입니다. 다양한 식품을 충분히 골고루 드셔야 합니다. 환자가 좋아하는 음식을 넣어 균형 잡힌 식단을 짜되, 매 끼니 단백질 식품을 한두 점 정도 더 드시면 좋습니다.

o─┐ KEY POINT

암을 고치는 음식은 이 세상에 존재하지 않습니다. 항암 치료를 이겨낼 체력을 유지하기 위해 그 어느 때보다 잘 먹는 것이 중요한 시기임을 숙지하세요.

탄수화물은
무조건 줄여야 할까?

영양소 중에 가장 억울한 영양소가 바로 탄수화물입니다. '탄수화물 중독', '탄수화물 과잉', 이런 말들만 봐도 알 수 있듯 최근에는 탄수화물이 거의 공공의 적이 되었습니다. 오죽하면 탄수화물을 완전히 배제하는 식이요법이나 저탄수화물 고지방(저탄고지) 다이어트가 유행하기까지 했습니다.

우리가 섭취하는 영양소 가운데 에너지를 내는 것은 딱 세 가지입니다. 바로 탄수화물, 지방, 단백질입니다.

이 중에서 탄수화물은 당장 쓸 에너지를 줍니다. 지방은 저장 형태의 에너지입니다. 탄수화물, 지방, 단백질, 뭐든 많이 먹어서 쓰고 남는 에너지가 있으면 지방으로 바뀌어 체내 여기저기에 저장됩니다. 이를 체지방이라고 합니다. 단백질도 에너지를 가지고 있지만 근본적으로는 인체 장기와 조직을 구성하는 역할을 합니다. 하지만 섭취 에너지가 매우 부족한 상황에서는 단백질을 태워 에너지원으로 씁니다. 아깝지만 살아남기 위해 하는 어쩔 수 없는 선택입니다.

탄수화물은 우리가 살아 있게 하고 움직일 수 있게 하는 연료

자동차에 기름을 넣어주어야 달릴 수 있듯이 인체도 탄수화물을 먹어주어야 움직일 수 있습니다. 한국영양학회에서 권유하는 하루에 필요한 탄수화물 양은 총에너지 섭취량의 60퍼센트(55~65퍼센트)입니다. 하루에 2000칼로리를 먹는 사람이라면 60퍼센트인 1200칼로리는 탄수화물로 섭취해야 합니다. 탄수화물 1그램은 4칼로리의 에너지를 가지고 있기 때문에 하루 300그램의 탄수화물이 필요합니다. 뇌와 적혈구, 신장은 포도당만을 연료로 사용하므로 저탄수화물 다이어트를 한다고 해도 하루에 탄수화물을 최소 130~150그램은 먹어주어야 두뇌 기능에 무리가 생기지 않습니다.[5] 최소한의 탄수화물도 먹어주지 않으면 인체는 절전모드로 돌입하는 비상사태에 빠집니다.

탄수화물은 적이 아니고 우리가 살아 있게 하고 움직일 수 있게 하는 연료입니다. 단, 휘발유도 진짜와 가짜가 있듯이 탄수화물에도 진짜와 가짜가 있습니다. 진짜 휘발유와 가짜 휘발유 모두 차량을 굴러가게 하긴 합니다. 그러나 가짜 휘발유는 저렴한 대신 엔진에 무리를 주어 차량의 수명을 단축시킵니다. 진짜 탄수화물과 가짜 탄수화물 모두 에너지를 주지만 가짜 탄수화물은 더 맛있고 부드러운 대신 인체에 무리를 주어 산화와 염증을 증가시키고 급속한 노화를 부릅니다.

더 맛있고 부드러운 대신
인체에 무리를 주는 가짜 탄수화물을 조심하자

탄수화물은 곡류, 과일, 채소, 콩과 견과류, 유제품 등에 들어 있습니다. 그러니 육류를 제외한 대부분의 식품은 탄수화물을 함유한 셈입니다. 채소, 콩과 견과류, 유제품의 탄수화물은 양이 많지 않기 때문에 우리가 먹는 대부분의 탄수화물은 곡류와 과일에서 옵니다. 그러므로 곡류와 과일의 탄수화물을 어떻게 먹느냐가 중요합니다.

탄수화물의 질은 소화 흡수 속도에 따라 판단할 수 있습니다. 빨리 소화되어 혈당을 빠르게 올리는 탄수화물은 가짜 휘발유가 엔진에 무리를 주듯 인체에 무리를 주는 질 낮은 탄수화물입니다. 도정하여 껍질이 없는 흰쌀, 쌀가루나 밀가루 음식(이미 한 번 갈았다가 뭉친 상태) 또는 설탕이나 액상과당처럼 당분을 첨가한 음식(당이 한 개나 두 개인 간단한 구조), 껍질을 벗기거나 갈아서 주스로 만든 과일은 먹자마자 빨리 소화되어 혈당을 급격하게 올립니다.

반면 천천히 소화되어 혈당을 우아하게 천천히 올리는 탄수화물은 질 높은 탄수화물입니다. 전곡류와 껍질째 먹는 과일의 탄수화물은 식이섬유가 많고 도정을 거치지 않아 소화가 느립니다.

모든 탄수화물이 적은 아니지만 일부 탄수화물은 적임이 틀림없습니다. 탄수화물을 현명하게 먹는 방법은 4장 '[골라서 섭취] 탄수화물'(184쪽)에서 상세히 설명하고 있으니 참고하시길 바랍니다.

○━ **KEY POINT**

탄수화물은 살아가는 데 필요한 에너지를 주는 필수영양소입니다. 줄여야 하는 것은 도정을 하고 가루로 만들고 당분을 첨가한 가짜 탄수화물 식품입니다.

콜레스테롤이 높으면
고기부터 끊어야 할까?

의사: 콜레스테롤이 높으니 약을 드셔야겠습니다.

환자: 일단 운동하고 고기부터 끊은 다음에 다시 올게요.

콜레스테롤이 높다는 진단을 받으면 고기를 끊어야 한다고 생각하는 사람들이 많습니다. 냉면에 담긴 삶은 달걀 반쪽도 혹시 콜레스테롤이 높아지는 거 아닐까 주저하게 됩니다. 하지만 음식으로 유입되는 콜레스테롤은 전체 콜레스테롤의 20퍼센트 정도입니다. 나머지 대부분을 차지하는 80퍼센트의 콜레스테롤은 간에서 만들어집니다.

간에서 열심히 콜레스테롤을 만드는 이유는 쓰임새가 많

기 때문입니다. 콜레스테롤은 남성호르몬과 여성호르몬의 원료이자 소화액인 담즙산의 원료이며 햇볕을 받으면 비타민D로 변환됩니다. 무엇보다도 사람이 가진 50조 개 세포의 막을 부드럽게 해주는 성분이 바로 콜레스테롤입니다. 콜레스테롤이 없다면 사람도 나무처럼 딱딱해졌을 겁니다.

문제는 너무 많아서 쓰고 남은 콜레스테롤이 혈관에 쌓여 동맥경화를 일으키는 경우입니다.

음식에서 얻는 콜레스테롤은 전체의 20퍼센트밖에 안 되기 때문에 식이요법으로 감소시킬 수 있는 수치 또한 아무리 노력해도 20퍼센트 안쪽입니다. 게다가 평상시 고기를 잘 먹지 않는 사람들이 고콜레스테롤혈증 진단을 받고 나서 그나마 섭취하던 육류까지 끊어버리면 콜레스테롤은 약간 떨어지지만 단백질 섭취는 왕창 부족해져 단백질 결핍으로 인한 문제가 생깁니다.

삼겹살을 한 번에 1인분 이상 먹으면 안 되는 이유

혈액의 콜레스테롤을 높이는 주원인은 음식에 포함된 콜레스테롤이 아닌 음식에 포함된 포화지방입니다. 그러므로 콜레스테롤이 높으면 우선 확인해야 할 것은 식단에 들어 있는 포화지방의 양입니다.

포화지방이 많은 식품은 대부분 눈에 보이는 기름기가 많은 음식입니다. 대표적인 예로 삼겹살, 꽃등심, 갈빗살, 돼지기름(라드), 닭껍질이 있습니다. 포화지방은 상온에서는 고체 상태입니다. 그러므로 가열했다 식히면 하얗게 굳은 기름을 볼 수 있는 식품은 포화지방이 많다고 볼 수 있습니다. 고기류보다는 적지만 우유와 우유로 만든 버터와 치즈도 포화지방이 많습니다. 포화지방이 많은 식품은 대부분 동물성입니다만 야자유(팜유), 코코넛유는 식물성식품으로는 드물게 포화지방이 많습니다. 따라서 야자유(팜유)로 튀기는 스낵과 라면도 자주 많이 먹으면 콜레스테롤을 높입니다.

2020 한국인 영양소 섭취기준[6]과 한국지질·동맥경화학회 진료지침[7]에서는 포화지방 섭취량을 전체 에너지 섭취량의 7퍼센트 이내로 줄이라고 권고합니다. 하루에 2000칼로리를 먹는다면 140칼로리 이내로 포화지방을 먹을 수 있습니다. 지방은 1그램당 9칼로리이기 때문에 하루에 먹을 수 있는 포화지방은 140÷9=15.6그램 이내입니다. 삼겹살 100그램의 포화지방이 13.3그램이므로 삼겹살 1인분 120그램을 먹으면 16그램의 포화지방을 섭취하게 됩니다. 그러니 그날은 포화지방이 든 음식을 더 이상 먹지 말아야 합니다.

표1 100그램당 지방량과 포화지방량[8]

	칼로리	총지방(g)	포화지방(g)
버터	761	82.0	48.0
팜유	917	99.6	46.2
삼겹살	372	33.3	13.3
소고기 등심	313	26.3	10.8
소고기 꽃갈비	424	39.4	11.1
닭가슴살	106	1.0	0.4
바닐라 아이스크림	179	7.8	5.3
우유(전유)	65	3.3	2.2
그릭요거트	92	4.8	2.8
베이컨	241	17.1	5.8

삼겹살 먹고 텁텁해진 입맛을 유지방이 풍부한 바닐라아이스크림으로 달래준다면 추가로 10그램의 포화지방을 먹게 되어 총 26그램이 됩니다. 그러면 그날은 권장량을 한참 초과하는 셈입니다.

식품의 수명은 길게, 사람의 수명은 짧게 만드는 트랜스지방

상온에서 액체인 식물성기름에 수소를 첨가해 고체로 만든 기름이 바로 트랜스지방입니다. 트랜스지방은 나쁜 콜레스테롤을 높일 뿐 아니라 좋은 콜레스테롤을 낮추기 때문에 이중으로 혈관 건강을 해칩니다. 포화지방보다 더 나쁜, 세상에서 가장 나쁜 기름입니다.

트랜스지방의 대표는 마가린과 쇼트닝입니다. 영양에 대한 지식이 높아지면서 이제는 마가린을 사는 사람들은 거의 없습니다.

하지만 음식을 바삭바삭하게 하고 식품을 오래 보관하게 해주며 고소한 맛을 만들어내는 트랜스지방은 맛난 음식에 숨어서 섭취됩니다. 가정에서 식용유로 튀긴 음식은 금방 바삭함을 잃고 물에 젖은 것처럼 눅눅해지는데 시중에서 파는 도넛이나 칩 종류는 시간이 지나도 바삭함과 형태를 유지합니다. 이게 바로 트랜스지방의 힘입니다.

마가린과 쇼트닝은 가공식품에 널리 사용됩니다. 빵, 케이크, 도넛, 비스킷, 파이, 칩, 초콜릿, 감자튀김, 냉동 피자, 팝콘이 대표적인 트랜스지방 함유 식품입니다. 그리고 부드러운 빵일수록 트랜스지방이 많이 들어 있습니다.

콩기름이나 옥수수기름 같은 식용유도 고온에서 반복 사

용하면 열에 의해 트랜스지방이 만들어집니다. 튀김 기름은 재사용하지 않는 것이 좋습니다. 튀김 기름을 재사용할 가능성이 높은 식당이나 가게에서는 튀김류를 사 먹지 않기를 추천합니다. 식용유가 절어 산패되어도 트랜스지방이 많아지므로 식용유는 공기가 통하지 않도록 밀봉 후 서늘한 곳에 빛을 차단하고 보관하는 편이 좋습니다.

한국영양학회는 트랜스지방을 총칼로리 섭취량의 1퍼센트 이내(대략 2그램)로 먹을 것을 권유합니다. 그러나 트랜스지방 사용을 금지하는 국가도 있기 때문에 최대한 안 먹는 편이 좋습니다. 가공식품을 고를 때는 영양성분표에서 트랜스지방이 0인 제품을 고릅니다.

콜레스테롤이 많은 음식이 아닌 포화지방이 많은 음식이 혈액의 콜레스테롤을 높인다

콜레스테롤이 많은 음식은 대부분 포화지방도 많습니다. 기름기 많은 육류, 유제품, 가공육이 대표적입니다. 이런 음식을 넣 놓고 많이 먹으면 혈액의 콜레스테롤이 놀랄 정도로 높아집니다. 반면 포화지방은 적으면서 콜레스테롤이 많은 음식도 있습니다. 새우, 오징어, 문어, 킹크랩, 게 같은 해산물과 기름기 없는 살코기가 대표적입니다.

음식의 콜레스테롤은 혈액의 콜레스테롤과 똑같지만, 콜레스테롤이 많은 음식을 먹는다고 혈액의 콜레스테롤이 올라가지는 않습니다. 콜레스테롤 수치가 정상이라면 이런 맛있는 음식을 제한할 필요가 전혀 없습니다.

그렇다면 콜레스테롤의 대명사 격인 달걀은 마음껏 먹어도 될까요?

하루 콜레스테롤 권장량이 300밀리그램 이내인데 달걀 한 알에는 콜레스테롤 200밀리그램이 들어 있습니다. 그리고 달걀의 콜레스테롤은 혈액의 콜레스테롤을 올리지 않습니다. 다만 달걀에는 포화지방도 많이 함유되어 있기 때문에 중노년이라면 하루 한 알 정도가 적절한 섭취량입니다.[9]

○━ **KEY POINT**

콜레스테롤이 높다는 말을 들었어도 모든 고기류를 끊어서는 안 됩니다. 포화지방이 많은 음식, 트랜스지방이 포함된 음식부터 주의하세요. 기름기 많은 고기는 피하고 살코기 위주로 드세요.

우유가 몸에 안 좋다던데
그만 먹어야 할까?

방송에 출연해 골다공증에 좋은 음식에 대한 이야기를 한 후 시청자에게서 책 한 권을 소포로 받았습니다. 우유와 유제품의 유해성을 이야기하는 《우유의 역습》이라는 책이었습니다. 우유를 완전식품으로 믿게 만든 낙농업계의 로비와 광고를 폭로하는 한편, 우유가 골다공증에 도움이 되지 않으며 오히려 대사증후군, 고지혈증 같은 만성질환과 암 발생을 증가시킨다는 내용이었습니다. 아마도 책을 보내주신 분은 제가 우유의 문제점을 인지하고 방송에서 조심스럽게 언급하기를 바라셨던 것 같습니다.

그러나 저는 인류가 오랫동안 즐겨 먹어왔던 식품 중에는 너무너무 완벽해서 나머지 모든 식품을 대체할 수 있는 것도 없고, 너무너무 나빠서 인류를 역습하는 것도 없다고 생각합니다. 우유가 정말로 인류의 뒤통수를 치는 유해한 식품이었다면 수많은 사람이 수천 년간 먹어오는 과정에서 상용 식품 목록에서 진작 제외되었을 겁니다.

우유 하면 칼슘, 칼슘 하면 우유가 떠오르니 우유에는 칼슘만 들어 있다고 생각하는 사람들이 많습니다. 그런데 우유에는 칼슘 외에도 단백질, 필수아미노산, 지방, 필수지방산, 포화지방산, 콜레스테롤, 유당, 칼슘, 칼륨, 마그네슘, 인, 아연, 셀레늄, 비타민B군, 비타민C 등이 들어 있습니다. 사람과 소 모두 아기 때는 우유만 먹고 자라기 때문에 우유에는 사람과 소의 성장에 필요한 많은 영양소가 함유되어 있습니다.

너무너무 완벽해서 그것만 먹어야 하는 식품도,

너무너무 나빠서 절대 먹지 말아야 하는 식품도 없다

송아지가 먹는 소젖을 왜 다 큰 사람이 먹느냐는 의문과 함께 우유가 비판받는 가장 큰 이유는 암과의 관련성 때문입니다. 우유에 포함된 칼슘 때문에 전립선암과의 관련성이, 성장을 촉진하는 인슐린 유사 성장 인자Insulin like growth factor 1, IGF-1 때

표 2 **우유 한 팩(200㎖)당 영양성분**

	칼로리 (kcal)	지방 (g)	포화지방 (g)	탄수화물 (g)	단백질량 (g)	당류 (유당)(g)	칼슘 (mg)
우유(전유)	130	6.6	4.4	11.1	6.2	8.2	226
우유(저지방)	84	1.8	1.2	9.7	6.8	7.2	232

문에 유방암과의 관련성이, 유당이 분해되며 생기는 갈락토스 때문에 난소암과의 관련성이 제기되고 있습니다. 하지만 반대로 우유가 예방하는 것으로 보이는 암도 있습니다. 위암, 대장암, 직장암입니다.[10]

우유와 유제품은 이렇게 먹자

• **하루에 1회용 포장단위로 한두 컵 또는 한두 팩 이내로 드세요.**
어떤 암은 예방하고 어떤 암은 발생시킨다고 하니 대체 어찌해야 할지 헷갈립니다. 관건은 바로 섭취량입니다. 대부분의 연구에 따르면 하루에 우유를 한두 잔만 마시는 것은 암 발생과 무관합니다. 그런데 하루 세 잔 이상, 즉 500~600밀리리터 이상 마시는 경우에는 암과의 관련성이 제기되고 있습니다. 그러니 우유를 물처럼 마시는 일은 피해야겠습니다. 한국영양학회에서 권유하는 우유나 요거트 같은 유제품의 섭취량은 1회용 포장단위를 기준으로 하루 한두 팩입니다.

• 전유보다는 저지방이나 무지방 우유가 좋습니다.

일반 우유와 저지방 우유의 칼로리 차이는 미미한 수준입니다. 200밀리리터 한 팩을 기준으로 하면 46칼로리 차이입니다. 하지만 우유를 습관적으로 마시는 분들은 매일 마시기 때문에 1년 치를 계산하면 1만 6790칼로리나 차이가 납니다. 체지방 1킬로그램을 7000칼로리로 계산할 경우 전유를 저지방 우유로 바꿔 마시면 1년 후에 2.4킬로그램이나 살이 덜 찐다는 결론이 나옵니다. 절대 적은 양이 아니지요.

게다가 우유의 지방은 3분의 2가 포화지방입니다. 200밀리리터 우유 한 팩에만 4.4그램이 함유되어 있어 하루 허용된 포화지방인 15그램의 30퍼센트에 해당합니다. 나이가 들면 대부분 체중이 늘고 콜레스테롤이 높아지기 때문에 습관적으로 유제품을 먹는 사람들은 저지방이나 무지방으로 선택하는 편이 좋습니다. 지방의 풍미 덕분에 전유 유제품이 저지방, 무지방 유제품보다 맛이 풍부하다는 점이 애석할 따름입니다.

- **우유 먹으면 설사하는 사람들은 유당분해 우유나 요거트를 드세요.**

유당불내성이 있는 분들은 제품명에 '속 편한'이나 '소화가 잘되는'이 표시되어 있는 유당분해 우유를 드세요. 발효 과정을 거치면 세균에 의해 유당이 분해되므로 우유를 발효시킨 요거트도 좋습니다. 유익균을 섭취하는 효과도 덤으로 얻을 수 있습니다.

- **우유와 유제품은 간식으로 드세요.**

우유와 유제품은 지방과 단백질이 많아서 위장에 오래 머물러 배부른 느낌을 줍니다. 그래서 식사와 식사 사이 출출할 때 간식으로 먹는 편이 좋습니다. 저는 퇴근 후 저녁이 늦어지는 날에는 집으로 가는 길에 편의점에 들러 우유 한 팩을 사서 마십니다. 우유의 만복감 덕분에 늦은 저녁을 허겁지겁 먹다가 너무 많이 먹는 사태를 막을 수 있습니다.

o┐ KEY POINT

우유와 유제품은 하루 한두 팩이 적정량입니다. 가능한 한 저지방이나 무지방 제품을 고릅니다.

2장

증상으로 알아보는 나의 영양 상태

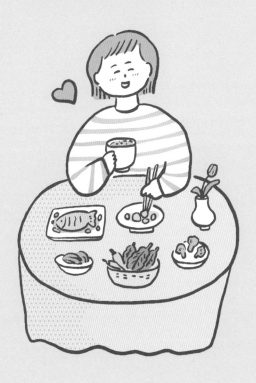

매일매일
식사일지를 쓴다

피검사만 받으면 영양소의 부족이나 과잉을 알 수 있을 거라고 기대하는 사람들이 많습니다. 혈중 칼슘이 부족한지 알고 싶다며 혈액칼슘검사를 해달라는 환자들이 부지기수입니다. 그런데 기대와는 달리 대부분 영양소는 피검사로 넘치는지, 적당한지, 부족한지 확인하는 것이 불가능합니다. 환자들이 언뜻 생각하면 납득하기 어려운 대목입니다.

피검사로는 체내 영양 상태를 알 수 없다

칼슘은 뼈와 치아를 만드는 데도 중요하지만 근육을 수축시켜 움직이게 하고 혈압을 조절하고 호르몬과 신경전달물질을 분비시키는 등 생명 유지에 필수적인 역할을 합니다. 음식으로 칼슘을 섭취하지 않아 혈중 칼슘이 떨어지면 경련발작, 부정맥, 뇌 기능 저하 등 심각한 문제가 생깁니다. 그래서 우리 몸은 무슨 수를 써서라도 혈중 칼슘 농도를 정상으로 맞춰놓습니다.

그 해결책이 바로 뼈에서 칼슘을 가져와 혈액으로 보내는 것입니다. 그래서 만성적인 칼슘 부족 상태에서도 혈중 칼슘 농도는 정상입니다. 그 대신 골다공증이 생기지요. 그러니까 아주아주 심각한 이상이 생기기 전까지는 혈중 칼슘 농도가 정상으로 유지되기 때문에 피검사로 칼슘 영양 상태를 알기란 어렵습니다.

잘 먹고 있는지 알기 위한 가장 정확한 방법, 식사일지 쓰기

음식을 제대로 먹고 있는지 알기 위한 가장 정확하면서도 돈 안 드는 방법은 바로 식사일지 쓰기입니다. 하루 중 섭취한

80

음식을 자세히 기록해서 섭취하는 칼로리와 각 식품에 들어 있는 영양소를 확인하는 방법입니다.

식사일지는 다음과 같이 씁니다. 아침, 점심, 저녁, 간식으로 먹은 음식의 종류와 양, 식사 장소와 시간을 자세히 적습니다. 생일이나 회식 같은 특별한 날에는 평상시와는 다른 음식을 먹게 되고 먹는 양도 달라지기 때문에 최소한 일주일 정도는 꼼꼼히 기록해야 일상적인 영양 섭취 상태를 제대로 알 수 있습니다. 한국영양학회 영양 분석 프로그램인 캔프로 Computer Aided Nutritional analysis program*에 섭취한 음식의 종류와 양을 넣으면 하루 섭취한 칼로리와 탄수화물, 지방, 단백질, 비타민, 무기질, 식이섬유의 양이 계산되어 나옵니다. 애석하게도 캔프로는 유료 프로그램이니 참고하세요.

뭔가 엄청난 방법을 기대했던 사람들은 제가 식사일지를 써 오라고 하면 실망하는 기색이 역력합니다. 먹고 난 후 일일이 적기도 귀찮고 자주 잊기도 해서 식사일지 적기 숙제를 해 오지 않는 분들이 많습니다.

그러나 식사일지 쓰기는 스스로 어떻게 먹고 있는지 가장 정확하게 알 수 있는 방법이자, 살을 빼고 싶거나 찌우고 싶은

---

* http://canpro6.kns.or.kr/

사람 모두에게 중요한 영양 평가 방법이면서 치료 방법입니다. 대부분의 영양 클리닉이나 비만 클리닉, 생활 습관 클리닉에서 사용하고 있는 방법이기도 합니다.

식사일지를 적으면 평상시 식습관을 되돌아볼 수 있습니다. 제 경험에 비춰 봤을 때 식사일지를 쓰지 않으면서 다이어트에 성공한 사람은 드뭅니다. 제가 만나본 체중 감량에 성공한 대부분의 사람들은 식사일지 기록에도 진심이었습니다.

최근에는 먹기 전과 먹고 난 후 음식을 휴대폰으로 찍으면 자동으로 섭취한 영양소를 분석해주는 앱도 개발되어 있으니 참고하세요.

○─ **KEY POINT**

내가 어떻게 먹고 있는지 제대로 알고 싶다면, 체중을 줄이거나 늘리고 싶다면 귀찮아도 식사일지를 써봅시다.

그림 1 **식사일지 양식**

식사일지 DAY 1			20 년 월 일 요일	
	식사 시간 및 장소	음식명	섭취량	포만감
아침				○ 배고픔 ○ 적당함 ○ 배부름
간식				
점심				○ 배고픔 ○ 적당함 ○ 배부름
간식				
저녁				○ 배고픔 ○ 적당함 ○ 배부름
간식				
운동 종류 및 시간			배변 여부	○ 함
운동 시간을 제외한 걸음 수				○ 안 함

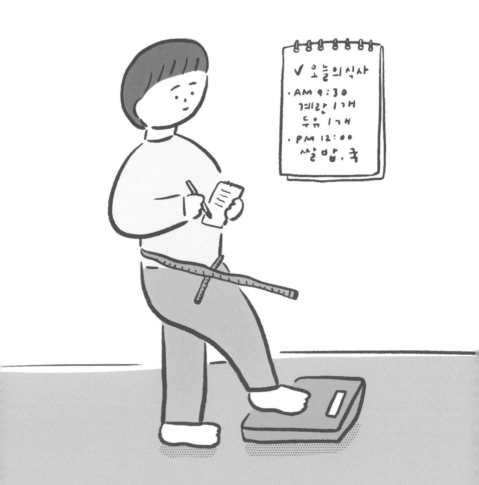

한 달에 한 번은
몸무게를 확인한다

저는 환자의 체중 변화를 확인하기 위해 진찰받으러 올 때마다 몸무게를 물어보고 기록해둡니다. 이렇게 체중 변화를 기록해두는 것은 시간도 얼마 안 걸리고 돈도 안 들고 힘도 안 들면서 스스로의 건강 상태와 영양 상태를 확인할 수 있는 좋은 방법입니다.

의사: 올해 체중이 늘고 계신가요?

환자: 잘 모르겠는데요?

의사: 작년 이맘때쯤 제게 58킬로그램이라고 하셨고 오늘 62킬로그램이니 지난 1년 동안 4킬로그램 찌셨네요!

환자: 헐, 그렇게 많이 늘었나요?

의외로 체중을 재지 않아서 자신의 몸무게를 모르는 사람들이 많습니다. 그런 분들께는 병원에 준비되어 있는 체중계로 체중을 측정하게 합니다.

몸무게를 주기적으로 재지 않으면 의외로 자신이 살이 찌고 있는지 빠지고 있는지 알기가 어렵습니다. 살이 너무 많이 빠져서 주변 사람들에게 걱정을 듣고서야 알아차리는 경우도 있고, 옷이 작아지고 난 뒤에야 살이 쪘다는 사실을 눈치채는 경우도 있습니다.

체중이 늘어나도, 줄어도 문제인 이유

체중은 지금까지 내가 먹은 음식의 총량에서 소모한 에너지의 총량을 뺀 결과물입니다. 몸무게가 늘었다면 필요한 에너지보다 더 많이 먹었다는 뜻으로

첫째, 식사량이 필요 이상으로 많거나

둘째, 덜 움직여서 에너지 소모가 적거나

셋째, 둘 다 해당하는 경우입니다.

대부분 체중이 증가할 때는 에너지와 함께 다른 영양소 섭

취량도 늘어나기 때문에 영양 상태가 좋아집니다. 혈압, 혈당, 콜레스테롤 같은 대사 지표가 나빠지기는 하지만 체중이 늘 때는 체력도 더 좋습니다.

반대로 체중이 감소한다면 필요한 에너지보다 더 적은 양을 먹었다는 뜻으로

첫째, 소화불량, 스트레스, 치아 문제 등의 이유로 식사량이 줄었거나

둘째, 활동량이 많아졌거나 암 또는 대사질환으로 에너지 소모가 많거나

셋째, 둘 다 해당하는 경우입니다.

체중이 감소하고 있을 때는 체조직이 줄어들고 몸에서 뭔가가 빠져나가고 있는 상태이기 때문에 영양결핍 위험이 높아지고 기력이 떨어집니다.

살찌는 것도 물론 걱정이지만 의사들은 환자가 살이 빠져서 오면 좀 더 걱정합니다. 나이가 지긋하신 분이 몸무게가 줄어들어 오면 더더욱 걱정이 됩니다. 우울증은 없는지 치아 문제가 있지는 않은지 등 식사를 잘 못하는 이유를 찾아야 하고, 안 하던 운동을 시작했는지, 혹시 암이나 갑상샘질환 같은 체중 감소를 유발하는 질병이 숨어 있진 않은지 확인해야 합니다.

1~2킬로그램 정도의 체중 변화는 큰 문제가 없습니다. 그렇지만 3~6개월 사이 몸무게의 5퍼센트 이상이 빠졌다면 그 원인에 대한 정밀한 검사가 반드시 필요합니다.

몸무게는 언제 어떻게 재야 할까?

체중은 영양 상태와 질병 상태를 알려주는 매우 중요한 지표입니다. 문제는 이 체중이 잴 때마다 다르다는 겁니다. 아침 저녁이 다르고 식사하거나 화장실을 다녀와도 달라집니다. 며칠 변비로 고생하다가 시원하게 대변을 보고 난 후 체중을 재면 최대 1킬로그램까지 차이가 납니다. 식사량이 많은 젊은 사람들은 뷔페식당을 다녀오면 체중이 5킬로그램 이상 차이 나기도 합니다.

식사 전 체중, 식사 후 체중, 화장실 가기 전 체중, 화장실 다녀온 후 체중. 언제가 진짜 나의 체중일까요?

몸무게를 측정하는 조건이 일정해야 체중 변화를 정확하게 확인할 수 있습니다. 체중은 아침 기상 후, 대소변 보고 난 후, 아침 식사 전 공복 상태에서 가볍게 속옷만 입은 상태에서 재는 것이 좋습니다. 매일 잴 필요는 없고, 체중 조절 중이라면 일주일에 한 번, 그렇지 않더라도 최소한 한 달에 한 번은 측정이 필요합니다.

체중계는 체온계와 함께 반드시 가정에 구비해둬야 하는 건강 아이템입니다. 2~3만 원 정도면 쓸 만한 디지털체중계를 살 수 있습니다.

○ㅜ KEY POINT

나의 영양 상태와 건강 상태를 확인하는 가장 기본적인 방법, 바로 몸무게를 재고 기록하는 것입니다. 적어도 한 달에 한 번은 체중을 측정하는 습관을 기릅시다.

줄자로
허리둘레를 측정한다

"어떻게 하면 건강하게 사는 걸까요? 딱 하나만 꼽아주세요." 이런 질문을 받는다면 저는 주저 없이 "허리둘레 관리하세요!"라고 대답합니다.

허리둘레를 관리하려면 운동도 꾸준히 해야 하고 스트레스도 줄여야 하고 잠도 잘 자야 하고 좋은 음식도 골라 먹어야 합니다. 그러므로 모든 면에서 건강한 습관을 포괄하는 주문인 셈입니다.

건강하게 살고 싶다면 허리둘레부터 관리하자

몸무게가 얼마나 많이 먹는가를 반영한다면, 허리둘레는 얼마나 건강한 음식을 먹는가를 반영합니다. 즉 몸무게는 내가 먹은 음식물의 양을 나타내는 지표이고, 허리둘레는 내가 먹은 음식물의 질을 나타내는 지표입니다.

허리둘레가 중요한 이유는 허리둘레가 만병의 근원인 내장지방량을 반영하기 때문입니다. 체지방의 총량뿐만 아니라 체지방의 분포도 건강에 영향을 준다는 개념은 1957년 프랑스 의학자 장 바그Jean Vague가 처음으로 제안했습니다.[1] 윗배가 나오는 남성형비만인 사람이 아랫배와 엉덩이에 살이 찌는 여성형비만인 사람보다 당뇨병, 동맥경화, 통풍 같은 대사질환의 위험도가 높다고 미국임상영양학회지에 보고하면서부터입니다. 장 바그가 이야기한 남성형비만이 바로 내장형비만입니다.

내장지방량을 평가하는 여러 가지 방법이 있지만 줄자로 허리둘레를 재는 것이 가장 손쉬운 방법입니다. 체지방 CT를 찍기도 하지만 비싸고 방사선 노출을 감내해야 하는데 더 많은 정보를 주지는 않아, 저는 허리둘레 측정을 선호합니다.

집에 줄자를 구비해두고 허리둘레를 수시로 재보자

밥을 먹으면 허리둘레가 1~2인치 굵어지고 숨을 최대로 내쉬면 3~4인치까지도 가늘어집니다. 그래서 허리둘레도 표준화된 방법으로 측정해야 합니다.

세계보건기구WHO와 대한비만학회에서 권장하는 허리둘레 측정법은 양발 간격을 25~30센티미터 정도 벌리고 서서, 양발에 체중을 균등히 분배하고, 숨을 편안히 내쉰 상태에서 줄자를 이용하여 재는 것입니다. 측정 위치는 갈비뼈 가장 아래 위치와 골반뼈의 가장 높은 위치(장골능선)의 중간 부위입니다. 배꼽보다 살짝 위라고 생각하면 됩니다(그림 2 참고). 측정 시에는 줄자가 배를 조이지 않도록 느슨하게 하여 0.1센티미터 단위까지 잽니다.

허리둘레로 측정한 복부비만 진단 기준은 성인 남자의 경우 90센티미터 이상, 성인 여자의 경우 85센티미터 이상입니다.

병원에 가면 혈압처럼 허리둘레도 측정해야 하지만 그러려면 윗옷을 올려 몸통을 노출할 수 있는 독립된 공간이 필요합니다. 그래서 건강검진을 받으러 가거나 비만 클리닉을 방문한 경우가 아니면 허리둘레는 대부분 측정하지 않습니다. 측정하지 않고서는 허리둘레가 줄어드는지 늘어나는지 알기 어렵습니다. 그러므로 가정에서 한 달에 한 번 또는 계절마다 한 번

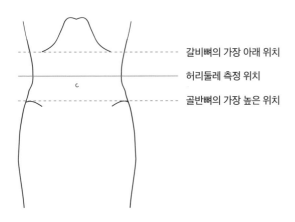

그림 2 **허리둘레 측정 위치**

갈비뼈의 가장 아래 위치
허리둘레 측정 위치
골반뼈의 가장 높은 위치

씩이라도 줄자로 허리둘레를 측정해 건강 상태와 영양 상태를 확인해볼 필요가 있습니다. 건강을 위해 뭔가를 사두고 싶다면 줄자가 체중계보다 먼저입니다.

정제 탄수화물과 단순당,

알코올 섭취를 줄여야 허리가 날씬해진다

허리둘레가 내장비만 진단 기준치를 넘거나, 내장비만까지는 아니어도 잴 때마다 늘어나고 있다면 쌀가루나 밀가루 음식으로 대표되는 정제 탄수화물, 달달한 음식과 음료에 포함된 단순당을 너무 많이 먹고 있지 않은지 확인해보아야 합니다. 정제 탄수화물과 단순당은 체내에서 지방으로 바뀌어 내장지방으로 쌓여 허리둘레를 늘입니다. 반대로 정제 탄수화물과 단순당을 줄여주면 내장지방이 빠져 몸무게는 그대로여도 체형이 예뻐집니다.

알코올 역시 내장지방을 쌓기로 유명한 에너지원입니다. 음주를 즐기는 사람들이 대부분 허리둘레가 풍성한 이유입니다. 마른 사람들도 술을 많이 마시면 팔다리는 가늘지만 배는 볼록한 ET 체형이 됩니다.

단백질은 날씬한 영양소로, 대부분의 연구에서 단백질 섭취가 늘어나면 내장비만이 줄어든다고 보고합니다. 저 역시 한국인 노인을 대상으로 단백질 섭취가 늘어날수록 허리둘레가 날씬해진다는 연구 결과를 발표한 적이 있습니다.[2]

몸무게를 줄이려면 먹는 양을 줄이면 됩니다. 하지만 날씬한 허리를 유지하려면 나쁜 음식을 줄이고 좋은 음식을 골라 먹어야 합니다.

o— KEY POINT

허리둘레는 내가 먹고 있는 음식의 질을 보여줍니다. 줄자를 구비해두고 계절에 한 번 이상은 허리둘레를 측정해보세요. 허리둘레가 굵어지고 있다면 정제 탄수화물과 단순당, 술을 줄이고 단백질 섭취를 늘립니다.

대변의 양과 모양을
꼼꼼히 살펴본다

입으로 먹은 음식은 만 하루 정도 시간이 지나면 소화 과정을 거쳐 대변으로 나옵니다. 대변은 소화관 구경을 마친 음식물 쓰레기이므로 소화관 상태가 대변으로 나타나는 경우가 많습니다. 또 내가 무엇을 얼마나 먹었는지도 반영합니다.

식이섬유가 많은 음식은 대변의 양을 풍성하게 한다

대변의 구성성분을 보면 대부분인 75퍼센트가 물입니다. 나머지 25퍼센트의 3분의 1은 위장관에 살고 있었던 유익균과 유해균의 사체이고요, 3분의 1은 위장관에서 소화가 안 되는 영양소로 대부분 식이섬유입니다. 그 나머지는 약간의 단백질, 지방, 칼슘이나 철 같은 무기질입니다. 그러니 대변량을 결정하는 가장 중요한 성분은 수분량을 제외하면 바로 섭취한 음식에 들어 있는 식이섬유입니다. 도정하지 않은 곡류와 잡곡, 채소, 과일을 통해 식이섬유를 많이 먹으면 대변량이 풍성해지고, 도정한 곡류와 가공식품을 주로 섭취해서 식이섬유를 적게 먹으면 대변량이 빈약해집니다.

식이섬유가 건강에 중요하다는 관찰은 영국의 외과의사인 데니스 P. 버킷Denis P. Burkitt이 최초로 했습니다. 그는 20년간 우간다에서 의사로 일하며 대변량이 많은 아프리카인들에게서 이상하게도 대장암, 대장 게실,* 당뇨병, 동맥경화 같은 서구형 성인병이 없다는 사실을 발견했습니다. 그러고 나서 동료 영양학자 허버트 케리 트로웰Hubert Carey Trowell과 함께 1970년대 초 식이섬유의 섭취 감소가 현대인의 만성병을 유발한다는 '식이섬유 가설'을 주장했습니다. 지금은 건강을 위해 식이섬유를 꼭 섭취해야 한다는 사실을 대부분 알고 있지만, 50년 전만 해도 흡수도 안 되고 인체에서 별다른 쓸모도 없는 데다 대

* 대장의 장벽이 약해져 바깥쪽으로 동그랗게 불거져 나가는 현상.

변으로 배출되는 식이섬유가 실상 만성병 예방에 중요하다는 의학적 발견은 획기적 인사이트였습니다.

편의점 음식, 가공식품, 흰쌀밥을 좋아하고
채소를 잘 안 먹으면 식이섬유가 부족할 가능성이 높다

잘살게 될수록 식품 가공도가 높아지면서 식이섬유 섭취량이 줄어듭니다. 1972년에 수행된 연구에 의하면 아프리카 원주민의 대변량이 당시 독일인의 대변량보다 무려 세 배나 많았습니다.[3] 1992년 연구에서도 개발도상국 국민의 대변량이 선진국 국민 대변량의 두 배 이상으로 나타났습니다.[4]

한국인의 식이섬유 섭취량은 1000칼로리당 11그램으로 권장량(1000칼로리당 12그램)보다 8퍼센트 정도 부족한 상태입니다. '별로 안 부족하네' 하고 생각할 수 있지만 전 국민의 평균값이기 때문에 많이 먹는 사람들이 평균치를 올려놓은 결과로 보아야 합니다. 편의점 음식을 좋아하고 가공식품을 많이 먹는 사람, 주로 흰쌀밥을 먹는 사람, 채소를 잘 안 먹는 사람은 식이섬유를 권장량보다 적게 섭취하고 있을 가능성이 매우 높습니다.

매일 대변을 잘 관찰하면 식이섬유 섭취 상태를 알 수 있다

한때 초콜릿 색깔 변기가 유행했습니다. 그 무렵 인테리어 공사를 한 지인도 유행을 따라 초콜릿과 비슷한 붉은색 변기를 설치했습니다. 그런데 이쁘게 설치한 붉은색 변기가 건강에 독이 되는 사건이 생겼습니다. 어느 때부터인가 대변에 피가 섞여 나왔는데 변기가 붉다 보니 지인은 빨리 알아채지 못한 채 지내다가 한참 뒤에야 대장암을 진단받았습니다.

소변은 '눈다'라고 하고 대변은 '본다'라고 합니다. 식사일지를 써서 섭취한 식품의 영양성분을 확인하여 식이섬유 섭취량을 계산하는 것보다도 더 손쉽고 간단한 방법이 있습니다. 바로 대변 보고 물을 내리기 전에 고개를 돌려 1~2초간 내 대변을 확인하는 것입니다. 대변량이 변기에 고인 물을 뚫고 위로 솟아오를 만큼 풍성하다면 '전날 식이섬유를 충분히 먹었구나' 하고 판단할 수 있습니다. 반면 대변을 못 보았거나, 변을 보았지만 대변량이 적고 염소 똥 같은 모양이라면 '전날 식이섬유 섭취가 부족했구나' 하고 판단할 수 있습니다.

> **0–π KEY POINT**
>
> 대변량은 내가 식이섬유를 충분히 섭취하고 있는지 판단하는 척도가 됩니다. 변기 물 내리기 전에 대변을 살펴보는 습관을 들이세요.

소변의 색깔을
관찰한다

적절한 수분 섭취량에 대해서는 아직도 의견이 분분합니다. 지금까지는 건강을 지키려면 하루에 물을 여덟 잔 이상 꼭 마셔야 한다는 주장이 주류를 이루었습니다. 그런데 최근에는 하루에 물을 여덟 잔씩 억지로 마실 필요는 없으며 물을 많이 마시면 화장실만 자주 가게 된다는 주장도 나오고 있어서 어느 장단에 춤을 추어야 할지 애매합니다.

물이나 음료로 섭취해야 하는 수분량은 하루 4~5잔

깔끔하게 정리해보겠습니다. 인체가 필요로 하는 물의 양은 하루 섭취한 칼로리당 1밀리리터입니다. 30~40대 성인 남성에게 하루 2500칼로리, 여성에게 1900칼로리가 필요하므로, 필요한 물의 양도 남성 2.5리터, 여성 1.9리터로 계산됩니다.

우리는 음식으로도 많은 양의 수분을 섭취합니다. 국도 먹고 찌개도 먹습니다. 밥도 65퍼센트는 수분이고, 딱딱해 보이는 오이도 96퍼센트가 수분입니다. 음식을 통해 섭취하는 수분량이 남성은 하루 1.2리터, 여성은 1리터입니다.

필요한 총수분량에서 음식으로 섭취하는 수분량을 제외한 나머지인 남성 1.3리터, 여성 0.9리터가 바로 물과 음료로 섭취해야 하는 양입니다. 이는 하루 물 네다섯 잔에 해당합니다. 날씨가 덥거나, 운동이나 신체활동으로 땀을 흘리면 수분을 더 많이 보충해야 합니다.

체내 수분이 1~2퍼센트만 부족해도 몸이 갈증을 느껴 물을 찾게 되니 굳이 신경 써서 물을 챙겨 마실 필요가 있겠느냐는 주장도 있습니다. 반은 맞고 반은 틀린 이야기입니다. 운동이나 육체노동처럼 몸을 움직이며 일하는 사람들은 땀을 많이 흘리기 때문에 체수분량의 변화가 큽니다. 그래서 목마름을 느껴서 물을 잘 챙겨서 마시지요. 하지만 대부분의 시간을 의자에 앉아서 보내는 사람들은 체수분의 변화량이 적어서 목마름을 잘 느끼지 못하므로 물을 꼬박꼬박 챙겨 마시지 못합니다.

소변 색을 살펴보면 수분 섭취 상태를 알 수 있다

음식으로 들어온 수분과 마신 물의 양을 일일이 계산하지 않아도 소변 색을 보면 체내 수분 상태를 알 수 있습니다. 신장이 하는 중요한 역할 중 하나가 체내 수분량을 일정하게 조절하는 것입니다. 수분 섭취가 많으면 소변을 많이 만들어 내보내고, 수분 섭취가 적으면 소변량을 줄여 탈수가 되지 않도록 합니다.

적혈구가 분해되어 생기는 우로크롬 색소는 신장을 통해 소변으로 배출되어 소변을 노란색으로 만듭니다. 매일 일정량의 우로크롬 색소가 배출되기 때문에 물을 적게 마셔 소변량이 줄어들면 우로크롬 색소 농도가 진해져 짙은 노란색 소변이 만들어집니다. 심한 수분 부족 상태에서는 소변이 호박색을 띠기도 합니다.

소변 색을 보세요. 소변이 그림 3에 나오는 1~3번처럼 옅은 노란색이면 체수분이 적절한 상태입니다. 혹시 소변 색이 5~8번이라면 체수분이 부족한 상태로 물을 더 마실 필요가 있

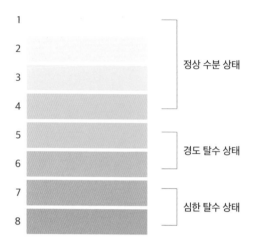

그림 3 소변 색으로 보는 체내 수분 상태[5]

1
2
3   정상 수분 상태
4

5   경도 탈수 상태
6

7   심한 탈수 상태
8

습니다. 물론 더 좋은 방법은 탈수가 생겨 소변 색이 진해지기 전에 하루 네다섯 잔의 물을 미리미리 챙기는 것입니다.

물 마시기가 가장 좋은 수분 보충 방법이지만 물이 싱겁게 느껴진다면 옥수수차나 보리차 같은 곡차, 탄산수도 좋은 대안입니다. 달달한 음료나 카페인이 많이 든 커피와 녹차는 수분 보충 방법으로는 피하는 편이 좋습니다.

⊶ KEY POINT

소변 색을 관찰하면 현재 수분 섭취가 잘 이루어지고 있는지 확인할 수 있습니다. 소변이 진한 노란색이라면 물을 좀 더 열심히 챙겨 마십시다.

변비가 심하다

제 딸들은 변비로 고생합니다. 저도 젊었을 때는 변비로 고생했습니다. 사실 인턴, 레지던트 할 때는 아침에 변의가 느껴져도 화장실 갈 시간을 낼 수 없어서 참았다가 며칠간 화장실을 못 가기도 했습니다.

변비가 심한 사람은 대부분
수분과 식이섬유 섭취가 부족하다

변비의 원인은 다양합니다. 하지만 약이나 질병에 의한 경우가 아니면 대부분 변의 재료인 수분과 식이섬유 부족이 원인입니다.

딸들의 식습관을 보면 대부분 외식이고, 외식을 할 때 쌀밥에 흰빵에 단짠단짠의 기름지거나 달달한 반찬, 인스턴트식품과 가공식품이 주를 이룹니다. 딸들이 밖에서 먹는 가장 건강한 식단은 아마도 학생식당이나 직원식당에서 제공하는 것일 텐데 그나마 너무 건강한 맛이라서 그런지 잘 이용하지 않는 듯합니다.

딸들이 주로 먹는 식단 그 어디에도 대변의 주성분인 식이섬유가 풍부한 음식을 찾아보기 어렵습니다. 음료는 아이스아메리카노를 주로 마십니다. 커피 1밀리리터는 수분 1밀리리터를 배출시키므로 커피는 수분 보충에 아무런 도움이 되지 않습니다. 달달한 탄산음료나 당분이 들어간 음료도 체내 수분 보충에 도움이 되지 않기는 마찬가지입니다. 당분을 대사시키고 배설시키기 위해 수분이 필요하기 때문입니다.

변비가 있을 때 꼭 챙겨서 해야 하는 세 가지

변비가 있을 때 첫 번째로 해야 할 일은 물을 충분히 마시는 겁니다. 하루 8~10잔 정도의 물을 식사할 때, 식사 후에, 공복에 나눠서 마셔보세요.

두 번째로 해야 할 일은 식이섬유 보충입니다. 쌀과 밀은 도정하면 식감이 부드러워지지만 껍질이 제거되면서 껍질의 식이섬유까지 같이 제거됩니다. 가족이 동의하는 선까지 흰쌀을 줄이고 현미와 잡곡 비율을 높여주세요. 여기에 추가로 채소, 해조류, 껍질째 먹는 과일을 늘려줍니다. 채소 반찬을 만들기가 번거롭다면 가장 만만하고 번거롭지 않게 항상 먹을 수 있도록 쌈 채소와 샐러드를 준비해둡니다. 매 끼니 쌈 채소와 샐러드를 챙겨주세요. 단, 쌈장과 드레싱은 최소한만 사용하는 편이 좋습니다.

세 번째로 해야 할 일은 하루 한 잔 '채소 플러스 과일 약간 주스'를 마시는 것입니다. 제가 붙인 이름으로 이름에 '과일 약간'이라고 넣은 이유가 있습니다. 과일을 많이 넣으면 맛은 좋아지지만 칼로리도 높아져서 살이 찌고 배가 나오기 때문입니다. 집에 있는 채소와 껍질째 먹는 과일을 주스로 만들어 한 잔 가득 마셔보세요. 단, 착즙하면 식이섬유가 제거되니 갈아놓은 주스를 전부 다 마시는 것이 좋습니다. 어떤 과일과 채소가 좋을까 고민된다면 사과, 비트, 당근을 간 ABC 주스가 제일 만만합니다. 시중에 파는 ABC 주스는 대부분 당분이 첨가되고 식이섬유는 제거된 상태이기 때문에 직접 만들어 마시기를 추천합니다. '채소 플러스 과일 약간 주스'를 마시면 해독과 항산화

효과도 보너스로 따라옵니다.

몸에서 신호를 보낼 때 심하게 참지 말자

식이섬유는 스펀지처럼 수분을 흡수하며 장관*을 내려갑
니다. 따라서 순조로운 변통을 위해 식이섬유와 수분은 서로서
로 돕습니다. 수분 섭취를 늘리지 않고 식이섬유 섭취만 늘리
면 식이섬유가 뭉쳐서 변이 오히려 딱딱해질 수 있습니다. 식
이섬유 섭취 없이 물만 많이 마시면 수분을 붙들고 있어줄 식
이섬유가 없기 때문에 수분이 장관 안에 머물지 못하고 장관벽
으로 흡수되어 변이 부드러워지는 효과를 기대할 수 없습니다.
식이섬유와 물을 둘 다 늘려주어야 대변량이 늘어나며 변비 해
소에 도움이 됩니다. 장의 운동 습관이 바뀌는 데는 시간이 필
요하기 때문에 하루 이틀 해보고 포기하지 말고 몇 주 이상 시
도하는 끈기가 필요합니다.

특히 비만 치료 중에는 변비를 정말 조심해야 합니다. 비만
치료를 받는 사람들이 대부분 경험하는 불편함이 변비입니다.
다이어트 중 생긴 변비는 아랫배를 더부룩하게 만들어 뱃살이

---

* 큰창자와 작은창자를 통틀어 이르는 말.

나온 듯한 느낌을 줍니다. 비만 치료제가 변비를 일으킨다기보다는 약 때문에 식사량과 함께 수분과 식이섬유 섭취가 줄어들어 변비가 생기는 겁니다.

마지막으로 한 가지 더! 대장의 중요한 역할은 대변에서 물을 흡수해 예쁜 바나나 똥을 만드는 일입니다. 대변이 대장에 오래 머물수록 변이 딱딱해지고 변을 보기가 어려워집니다. 변의가 생겼을 때는 위급 상황을 제외하고는 반드시 화장실을 가는 편이 좋습니다. Nature calls! 자연이 나를 부를 때는 외면하지 마세요.

○━ **KEY POINT**

체내 수분과 식이섬유가 부족하면 변비가 생기기 쉽습니다. 변비가 있을 때는 물을 충분히 마시고, 채소를 챙겨 먹고, '채소 플러스 과일 약간 주스'를 마셔보세요.

먹고 나면 힘이 쭉 빠진다

아침을 건너뛰는 젊은 남자 직장인에게 그 이유를 물었습니다. 그랬더니 "아침을 먹고 출근하면 힘이 빠져 아무 일도 못하겠어요. 아침을 안 먹으면 괜찮아요"라고 대답하더군요.

밥을 먹고 나면 축 처져서 꼼짝할 수 없다는 사람들이 많습니다. 밥 먹고 난 후엔 손가락 하나 까딱하기도 싫고 설거지할 힘도 없다고 하소연을 늘어놓곤 합니다. 전날 밤잠을 설쳤다면 식사 후 노곤해질 수 있습니다. 하지만 특별히 힘 빠질 이유가 없는데도 밥을 먹고 나서 힘이 빠져 눕고 싶어진다면 그 이유를 곰곰이 생각해봐야 합니다.

저질 체력인 사람이 과식하면
소화에 에너지를 쓰느라 머리와 근육에 힘이 빠진다

식사 후에는 소화관으로 많은 양의 혈액이 몰려갑니다. 공복에 쉬고 있을 때는 소화관 조직 100그램당 분당 30밀리리터의 혈액이 공급됩니다. 그러다가 식사 후에는 최고 분당 250밀리리터로 무려 여덟 배나 혈액량이 증가합니다. 과식을 하면 소화에 더 많은 에너지가 필요하기 때문에 더 많은 양의 혈액 공급이 필요합니다. 혈액량은 일정하므로 소화관으로 가는 혈액량이 많아지면 상대적으로 뇌와 근육으로 가는 혈액량이 줄어들어 머리와 근육에 힘이 빠집니다.

체력이 좋은 사람들은 평상시 가지고 있는 에너지의 여분이 있기 때문에 과식한다고 식후 힘 빠지는 증상이 나타나지 않습니다. 주로 저질 체력인 사람들이 음식을 과하게 먹거나 소화에 에너지가 많이 드는 음식인 고단백 고지방 식품을 먹고 난 후 겪는 증상입니다. 밥만 먹으면 힘 빠지는 증상이 나타난다면 한 끼에 음식을 몰아 먹고 있지 않은지, 소화가 어려운 음식을 한꺼번에 많이 먹지 않았는지 점검할 필요가 있습니다.

해결책은 한 끼에 식사량이 몰리지 않도록 세 끼와 간식으로 음식량을 골고루 분배해서 먹고, 단백질과 지방이 많이 든 음식도 외식과 저녁으로 몰아 먹지 않고 세 끼와 간식으로 나누어 먹는 것입니다. 물론 운동을 통해 기초 체력을 키우는 노력도 같이 해야 합니다.

소화가 빠른 나쁜 탄수화물을 왕창 먹으면
혈당 스파이크가 찾아올 수 있다

또 다른 가능성은 혈당 스파이크 때문입니다. 당뇨가 생기기 전이라도 당뇨 낌새가 있으면 식사로 들어온 당분을 빨리빨리 처리하지 못합니다. 그래서 소화가 빨리 되는 탄수화물 식품을 왕창 먹으면 혈당이 급격하게 치솟습니다. 이를 혈당 스파이크라고 합니다. 식사 후 혈당 스파이크가 생기면 높아진 혈당을 낮추기 위해 과량의 인슐린이 분비됩니다. 그러면 급격하게 혈당이 떨어져 상대적인 저혈당 상태에 빠지고, 그로 인해 피곤함과 기운 빠짐을 느낍니다. 정말로 밥 먹고 설거지할 힘도 없는 상태가 되는 겁니다. 이전 식사를 적게 먹었거나 안 먹었을 때, 허기진 상태에서 식사하고 나면 이런 증상이 더 심해집니다.

이러한 현상은 당뇨가 생기기 전인 전당뇨병 상태에서도 나타날 수 있습니다. 그러므로 혈당을 올리는 나쁜 탄수화물 음식을 먹은 후 기운 빠지는 느낌이 든다면 공복이 아니라 식후에 혈당검사를 받아볼 필요가 있습니다.

췌장이 아주아주 튼튼한 사람도 나쁜 탄수화물 식품을 잔뜩 먹으면 혈당 스파이크가 생길 수 있습니다. 그러니 췌장 기능과 관계없이 쌀가루와 밀가루 음식, 당분이 들어 있는 달달한 음식이나 음료는 가능한 한 줄이는 편이 좋습니다. 특히 밥 먹고 힘 빠지는 증상이 나타나는 사람들은 탄수화물을 고를 때 천천히 소화되는 도정을 덜 한 곡류와 잡곡, 껍질째 먹는 과일, 유제품의 유당 같은 좋은 탄수화물 식품을 골라 먹읍시다.

바쁜 아침에 제 환자분이 드시던 아침 식사는 국에 만 밥이나 잼 바른 토스트였습니다. 혈당 스파이크로 인한 상대적 저혈당이 원인일 수 있겠다고 설명하고 아침 식단을 바꿔보도록 권유했습니다. 혈당 스파이크를 피할 수 있도록 밥 양을 줄이고 채소와 단백질 반찬 양을 늘려서 먹은 후 오전에 힘 빠지는 증상이 사라졌다고 편해하셨습니다.

---

o━ KEY POINT

식사 후 오히려 힘이 빠진다면 첫째, 한꺼번에 음식을 몰아 먹고 있지는 않은지 둘째, 혈당 스파이크를 일으키는 음식을 먹고 있지는 않은지 확인해봅시다.

계속 목이 마르다

목이 마르는 가장 흔한 이유는 필요한 만큼 충분한 수분을 섭취하지 않았기 때문입니다. 평상시에는 음식으로 섭취하는 수분도 있기 때문에 수분이 부족해지지 않습니다. 하지만 더운 곳에 머무르거나 운동해서 땀을 많이 흘리거나 열이 나거나 구토와 설사처럼 수분이 몸 밖으로 빠져나가는 경우에는 체수분이 부족해져 목마름을 느낍니다.

목마름을 느낀다면 벌써 체수분이 1~2퍼센트 정도 부족한 상태라는 뜻이므로 물을 찾아 마셔주어야 합니다. 나이가 들면서 물을 잘 안 마시고 목마름의 감각이 둔해져 수분 부족을 잘 못 느끼는 사람들이 많습니다. 목마를 때까지 기다리지 말고 식사 사이사이에 생각날 때마다 물을 마시는 습관을 가지면 좋습니다.

맵고 짠 음식을 즐겨 먹거나
달달한 음료를 즐겨 마시면 목이 자주 마른다

짜게 먹으면 소금이 위장관을 통해 혈관으로 흡수됩니다. 혈관 내 소금은 삼투압 작용을 통해 혈관 밖 조직의 물을 혈관으로 당겨 옵니다. 혈관 밖 조직의 물은 줄어들고 혈관 내 물과 소금은 많아집니다. 신장은 늘어난 물과 소금을 소변으로 배출시킵니다. 결국 조직의 물이 줄어들어 목마름을 느끼게 됩니다.

우리나라 사람들은 매운 음식을 특히 좋아합니다. 그런데 매운 음식은 대부분 짭니다. 먹을 때는 매운 감각 때문에 짠지도 모르고 먹었다가 그 후에 목마름을 느낍니다.

달달한 음료, 커피, 술은 액체이긴 하지만 수분 보충용으로는 사용할 수 없습니다. 탈수시킬 정도는 아니지만 커피에는 이뇨작용이 있어 커피 1cc당 물 1cc가 배출됩니다. 술도 역시 이뇨작용이 있습니다. 술 마시고 잠이 든 후 소변 보고 싶고 목이 말라서 깬 기억이 한두 번쯤은 있을 겁니다.

달달한 음료의 당분 역시 신장에서 배설되며 물을 가지고 나갑니다. 달달한 음료, 커피, 술은 일시적으로 갈증을 해소해 주지만 시간이 지나면 목을 더욱 마르게 합니다. 목마를 때 수분 보충용으로는 적절하지 않습니다. 목이 마를 때는 맹물, 보리차나 옥수수차 같은 곡차, 탄산음료 말고 탄산수가 좋습니다.

한 시간 이내 중강도 운동을 하고 난 후 수분 보충은 이온음료보다 물

운동선수는 장시간 고강도 운동을 합니다. 땀으로 물과 전해질이 빠져나가기 때문에 운동선수의 수분과 전해질을 보충하기 위해 만든 이온음료와 스포츠음료도 있습니다. 하지만 일반인이 한 시간 이내의 중강도 운동을 한 후 흘린 땀을 보충하기 위해서는 그냥 물로도 충분합니다. 건강한 신장은 항상 전해질 균형을 유지하기 때문에 땀 좀 흘렸다고 전해질 균형이 깨져 보충이 필요한 경우는 거의 없습니다.

광고에서 말하는 것처럼 이온음료가 맹물보다 더 빨리 흡수되지도 않습니다. 게다가 이온음료에는 전해질뿐 아니라 당분도 많이 함유되어 있습니다. 한 캔 마시면 각설탕 일곱 개 정도의 당분을 먹는 셈입니다. 운동량이 많지 않고 땀도 많이 흘

리지 않았는데 이온음료를 물처럼 마시면 운동할 때마다 오히
려 살이 찝니다.

문제적 증상 4

몸이 붓는다

'일주일 만에 7킬로그램을 뺀다'라는 광고를 종종 보게 됩니다. 과연 가능한지 계산해보겠습니다. 하루 성인 여성에게 필요한 칼로리는 2000칼로리 정도입니다. 일주일을 물과 소금만 먹었을 때 1만 4000칼로리가 마이너스 되는데, 체지방 1킬로그램을 태우려면 마이너스 7000칼로리가 필요합니다. 일주일 내내 쫄쫄 굶어도 수학적 계산으로는 2킬로그램밖에 빠지지 않습니다. 따라서 7킬로그램을 뺀다는 것은 가능하지 않습니다.

탄수화물 과잉과 단백질 결핍의 만남

그런데 실제로 일주일에 7킬로그램이 빠지는 경우가 있습니다. 탄수화물만 주로 먹던 사람이 탄수화물을 줄이고 단백질을 늘리는 식사를 하는 경우입니다.

탄수화물은 물을 품고 있는 성질이 강합니다. 밥을 먹고 있지 않은 순간에도 포도당은 계속 필요하기 때문에 사용하고 남은 포도당은 저장 형태의 탄수화물인 글리코겐으로 바뀌어 간과 근육에 저장됩니다. 글리코겐 1그램은 물 2~3그램을 끌어당깁니다. 인체에는 500~600그램의 글리코겐이 있으므로 글리코겐이 품고 있는 물의 양은 2킬로그램 정도입니다. 반면 단백질은 혈관으로 물을 잡아당기는 성질이 강해서 혈관 밖 조직에 생긴 부종을 줄여줍니다. 단백질이 부족하면 조직의 수분이 증가해 부종이 생깁니다.

탄수화물 위주로 식사하던 사람이 탄수화물을 줄이고 단백질을 늘리면, 일차로 탄수화물이 품고 있던 물이 배출되며 체중이 줄어들고, 이차로 늘어난 단백질이 조직의 부종을 줄여주어 체중이 급격하게 줄어듭니다. 탄수화물 중독이 있는 비만 환자 가운데 치료 초기에 탄수화물을 줄이고 단백질을 늘린 후 부종이 빠졌다고 좋아하는 경우가 많습니다.

극단적인 식단인 저탄고지 다이어트(고지방 식품은 대부분 고단백 식품입니다)가 의학계의 엄중한 비판에도 불구하고 아직도 인기를 끄는 이유는 뭘까요? 가장 주된 이유는 초기 감량 효과가 크고 부종이 줄어들기 때문입니다. 하지만 이때 감량된 체중은 우리가 원하는 체지방이 아니라 체수분이 빠진 것입니다. 그래서 라면 한 그릇만 먹고 자면 하룻밤 만에 2~3킬로그램이 다시 증가합니다. 인체는 3분의 2가 수분이므로 단기간의 체중 변화는 대부분 수분량의 변화입니다.

과다한 소금 섭취가 붓기를 부르는 이유

소금도 한몫합니다. 소금은 물을 잡아당겨 신장으로 수분 배출을 방해합니다. 소금 1그램은 대략 물 1킬로그램의 배출을 막습니다. 그래서 짜게 먹으면 체내 수분량이 많아져 몸이 붓습니다. 혈관 내 수분이 늘어나 혈압도 상승합니다.

몸이 부으면 의외의 효과(?)가 있습니다. 얼굴 주름이 펴져 보인다는 겁니다. 중년 이후 연기자들 가운데는 화면에 얼굴이 탱탱하게 보이려고 촬영 전날 일부러 짜게 먹고 엎드려 자는 경우도 있다고 합니다.

하지만 소금으로 주름을 펴는 방법은 권장할 만한 것이 못

됩니다. 소금은 혈관 내 물의 양을 늘리고 혈관 수축 호르몬을 분비시켜 혈압을 올립니다. 고혈압 환자가 소금 섭취를 권장량인 6그램 이하로 줄이면 혈압이 5mmHg(수은주밀리미터) 감소합니다. 그래서 대한고혈압학회에서는 혈압이 높은 사람들이 가장 먼저 해야 할 식이요법으로 저염식을 권합니다. 5mmHg는 적은 양이 아닙니다. 혈압 약을 한 알에서 반 알 정도로 줄일 수 있는 수준입니다.

또한 소금은 소금과 맞닿는 구강과 위의 암 발생을 증가시킵니다. 게다가 소금을 배출하기 위해 신장도 강제 노동을 해야 하므로 신장 기능에도 무리가 갑니다.

푸석거림과 붓기로 고생한다면 내 식사에서 탄수화물이 너무 많지 않은지, 단백질이 부족하지 않은지, 너무 짜게 먹고 있지 않은지 확인해봅시다. 단, 손가락으로 눌러서 피부가 움푹 들어갈 정도의 부종이라면 신장, 심장, 간, 갑상샘 등에서 발생한 질환 때문일 수 있으니 관련 검사를 받아볼 필요도 있습니다.

---

o⊸ KEY POINT

특별한 질환이 없는데도 피부가 푸석거리고 온몸이 자주 붓는다면 탄수화물 과잉, 단백질 부족, 염분 과다는 아닌지 확인해보세요.

문제적 증상 5

식도염으로 고생 중이다

역류성식도염이 자주 재발해서 약을 끊지 못하는 분이 이 병은 원래 이토록 잘 낫지 않는지 물어보셨습니다. 약을 먹으면 속이 편하고 약을 끊으면 금세 다시 속이 쓰리니 답답해서 하신 질문입니다.

아무리 약을 먹어도
역류성식도염이 잘 낫지 않는 이유

제가 생각하는 세상에서 가장 착한 약 가운데 하나가 역류성식도염 약입니다. 역류성식도염 약은 위산을 강하게 억제하여 위내용물의 산도를 낮춥니다. 그리하여 위내용물이 식도로 역류해도 식도벽을 자극하지 못하게 합니다.

약을 먹기만 하면 역류성식도염 증상의 대부분은 드라마틱하게 좋아집니다. 역류성식도염으로 고생하는 사람들이 약을 끊지 못하는 가장 큰 이유는 약효가 떨어지기 때문이 아니라, 식도염을 일으키는 나쁜 습관들을 고치지 못하고 계속해서 반복하기 때문입니다.

그렇다면 역류성식도염은 왜 생길까요? 위산과 섞여 산도가 높아진 위내용물이 역류하여 위산에 무방비인 식도로 올라가 식도를 자극하고 염증을 일으켜 생깁니다.

위내용물을 역류시키는 데 가장 혁혁한 공(?)을 세우는 식습관이 바로 '먹고 눕기'입니다. 먹고 누우면 상체를 바로 세울 때 작용하던 중력이 사라지며 위내용물이 식도로 쉽게 역류합니다. 먹고 눕는 습관이 있는 사람, 식곤증 때문에 잠을 청하는 사람, 늦은 술자리 후 소화시킬 시간 없이 곧장 곯아떨어지는 사람은 역류성식도염을 달고 사는 경우가 많습니다.

역류성식도염으로 고생한다면
먹고 나서 눕는 습관이 있을 확률이 높다

식사를 하거나 간식을 먹은 후에 위내용물이 소화되어 소장으로 내려가는 데 걸리는 시간을 위배출시간이라고 하는데, 대략 두 시간입니다. 소화 기능이 떨어진 사람은 위배출시간이 길어져서 서너 시간이 걸리기도 합니다.

이 시간 동안 누울 경우, 역류를 막아주는 위식도괄약근이 매우 매우 튼튼한 사람이 아니라면 위내용물이 식도로 역류하여 역류성식도염이 생길 수 있습니다. 위내용물이 좀 더 위로 역류하면 역류성후두염까지 생깁니다. 그러므로 위장에 뭔가 증상이 있는 사람들이 첫 번째로 할 일은 음식물이 위에 남아 있는 위배출시간에 절대 눕지 않는 것입니다.

먹고 나서 눕지 않더라도 한꺼번에 많이 먹으면 위내용물이 많아지고 위 내 압력이 높아져 식도로 역류가 일어납니다. 소나기밥으로 허겁지겁 음식물을 대충 씹어 삼키면 입에서 이뤄져야 할 소화 과정이 생략되어 위에서 소화하는 시간이 길어집니다. 음식물이 위에 오래 머물면 위내용물이 식도로 역류할 가능성도 높아집니다. 폭식과 소나기밥도 위장 증상이 있는 사람들이 주의해야 할 식습관입니다.

기름기 많은 음식을 많이 먹고 있는가?

음식을 대충 씹은 뒤 삼키고 있는가?

나에게 잘 맞지 않는, 속을 불편하게 하는 음식도 피하는 편이 좋습니다. 어떤 사람은 커피를 마시면 신물이 올라오고, 어떤 사람은 과일을 먹으면 속이 쓰립니다. 불편하게 만드는 음식은 사람마다 차이가 있습니다. 굳이 참아가면서까지 그런 음식을 먹을 필요가 없으니 속이 편해질 때까지 잠시 피해줍시다.

그런데 모든 사람에게 역류성식도염을 일으키는 음식이 있습니다. 바로 기름기 많은 음식입니다. 기름기 많은 음식은 소화가 느려 위에 오래 머물고, 위와 식도 사이의 수문장인 위식도괄약근을 느슨하게 만들어 역류를 일으킵니다.

식도염으로 고생한다면 기름기 많은 음식을 좋아하지 않는지, 음식물을 대충 씹고 삼키지 않는지, 과식이나 폭식을 하지 않는지, 위가 가득 찬 상태에서 눕거나 자지 않는지 확인해보세요.

○┐ **KEY POINT**

역류성식도염으로 고생하고 있다면 음식을 먹은 후 서너 시간 후, 최소 두 시간 후에 눕습니다. 꼭꼭 씹어서 드시고 기름기 많은 음식을 줄여보세요.

문제적 증상 6

머리카락이 빠진다

검정콩을 먹으면 검은 머리가 난다는 이야기가 항간에 떠돌았습니다. 검정콩은 안토사이아닌이 많아서 검은색을 띨 뿐, 제가 배운 의학 지식에 의하면 검정콩에 검은 머리를 나게 하는 성분은 딱히 없습니다. 검정콩을 먹으면 검은 머리가 난다는 것은 흰콩을 먹으면 금발이 되고 붉은 강낭콩을 먹으면 빨강 머리 앤이 된다는 논리입니다.

그런데 어느 날 방송에서 본 대로 검정콩을 먹었더니 검은 머리가 났다는 한 중년 여성의 경험담을 듣게 되었습니다. 그 이야기를 처음 들었을 때는 검은 머리가 많아지리라는 기대감을 품고 있어서 그렇게 느끼는 플라세보효과라고 생각했습니다. 하지만 이런 경험담을 말해주는 사람이 두 분, 세 분으로 늘어나면서 제가 뭔가 잘못 알고 있었나 갸우뚱해졌습니다.

단백질이 결핍된 사람이 검정콩으로 단백질을 보충하면
머리카락이 굵어지고 모발이 풍성해질 수 있다

검정콩을 먹으면 검은 머리가 날까요? 결론적으로 답은 세 모입니다.

머리카락은 샴푸 이름을 연상시키는 케라틴이라는 단백질로 이루어져 있습니다. 부족하지 않은 경우에는 단백질을 더 먹는다고 머리카락이 많아지지 않습니다. 하지만 단백질 섭취가 부족해지면 인체는 상대적으로 덜 중요한 머리카락으로 가는 단백질의 양을 줄이기 때문에 머리카락이 가늘어지고 약해져 빠집니다.

검정콩 무게의 40퍼센트는 단백질입니다. 평상시 단백질을 충분히 먹어서 단백질이 결핍되지 않은 상태라면 검정콩을 먹어도 검은 머리가 더 나지는 않습니다. 반면 평상시 단백질 결핍으로 머리카락이 약해지고 얇아졌던 사람들이 검정콩으로 단백질을 보충하면 머리카락이 강해지고 굵어지며 탈모가 줄어들어 모발이 좀 더 풍성해집니다. 단백질 결핍에 의한 탈모는 굶는 다이어트로 급격하게 살을 뺀 사람, 출산 후 회복기 여성에서 종종 볼 수 있습니다.

검정콩의 검은 머리 발모 효과는 단백질 결핍이 많은 우리나라 노인 여성에서 콩단백질이 단백질 결핍을 채워주었기 때문에 나타난 현상입니다. 꼭 콩이 아니어도 됩니다. 살코기, 닭고기, 생선과 해산물, 유제품도 같은 효과를 냅니다.

3장

건강검진 결과로 알아보는
나의 영양 상태

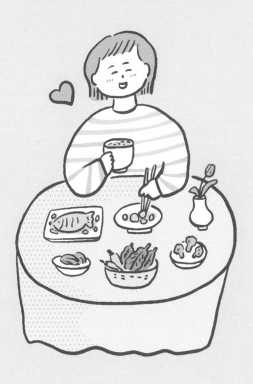

체중, 체지방량, 근육량

고대 그리스 왕이 주문 제작한 순금 왕관이 진짜인지 가짜인지 확인할 묘수를 아르키메데스에게 물었습니다. 아르키메데스가 살던 시대에도 물건의 무게는 저울로 정확하게 측정할 수 있었지만 순금 왕관과 무게가 똑같은 가짜 왕관이 진짜인지 가짜인지는 저울만으로 알아낼 수 없었습니다. 하루 종일 답을 고민하던 아르키메데스는 목욕탕에 들어가자 넘치는 물을 보고 "유레카(알았다)!"라고 외쳤습니다. 은이 섞인 왕관은 같은 무게의 순금 왕관보다 부피가 크다는 점을 깨달은 것이었습니다.

사람의 신체는 뼈와 근육과 체지방으로 구성되어 있습니다. 이들을 체성분이라고 합니다. 따라서 체중을 재면 뼈와 근육과 체지방의 무게를 더한 총합을 알게 됩니다.

건강을 위해서는 근육과 뼈는 많을수록 유리하고, 체지방은 많아도 적어도 불리하며 몸무게의 15~25퍼센트가 적절합니다. 무게가 같아도 순금 왕관과 은이 섞인 가짜 왕관이 다르듯이, 사람마다 근육량과 체지방량은 차이가 큽니다. 물론 체중이 많이 나가는 사람들이 체지방과 근육량도 많기는 하지만 체지방이 많은데 근육량이 적어서 몸무게가 정상인 사람들도 있고, 열심히 PT를 받는 사람들은 체지방이 많지 않아도 근육량이 많아서 몸무게가 많이 나가기도 합니다.

체지방이 많은가? 근육이 많은가?
아니면 둘 다 많은가?

체중이 많이 나가는 경우는 딱 세 가지입니다. 체지방량이 많거나, 근육량이 많거나, 둘 다 많거나입니다. 근육량은 사람 간 차이가 크지 않아서 많은 사람과 적은 사람의 차이가 몇 킬로그램 정도입니다. 반면 체지방량은 많은 사람과 적은 사람이 수십 킬로그램 이상까지 차이가 납니다.

체지방이 과도하게 많은 상태를 비만이라고 합니다. 체지방량이 늘어나면 건강 상태가 나빠지기 때문에 건강검진에서 체지방량 측정은 중요한 항목입니다.

체지방량과 근육량을 구분해서 측정할 수 있는 별다른 방법이 없었을 때는 몸무게와 키로 계산한 체질량지수body mass index, BMI를 활용해 비만도를 평가했습니다. 체중이 많이 나가면 체지방량도 비례해서 많아지기 때문입니다. 요즘도 국가 건강검진에서는 체중(kg)을 키(m)의 제곱으로 나눈 BMI로 비만도를 평가합니다.

$$\textbf{BMI} = \textbf{몸무게(kg)} \div \textbf{키(m)}^2$$

BMI가 18.5kg/㎡ 미만은 저체중, 18.5kg/㎡ 이상 23kg/㎡ 미만은 정상체중, 23kg/㎡ 이상 25kg/㎡ 미만은 과체중, 25kg/㎡ 이상 30kg/㎡ 미만은 비만, 30kg/㎡ 이상은 고도비만으로 나눕니다.

최근에는 체성분 분석기(체지방 분석기라고도 합니다)가 많이 보급되어서, 건강검진센터나 비만 클리닉, 영양 클리닉, 웬만한 피트니스센터에서는 체중을 체지방량과 근육량으로 분리해서 측정합니다. 주로 사용되는 체성분 분석기는 일반인에게 인바디라고 알려져 있는 생체전기저항 분석기bioimpedance analysis, BIA입니다. 인바디는 ㈜인바디가 전기저항을 이용한 체성분 분석기를 1996년 처음으로 시장에 내놓을 때 사용한 상

표1 **우리나라 BMI 기준**

단위 (kg/m²)

분류	BMI
저체중	0~18.4
정상체중	18.5~22.9
과체중	23.0~24.9
비만	25.0~29.9
고도비만	30.0 이상

표인데 지금은 보통명사처럼 쓰이고 있습니다. 인바디는 전류를 흘려 전기저항을 이용해 지방량과 근육량을 추정해냅니다.

한편 이중에너지엑스선 흡수기dual energy X-ray absorptiometry, DXA는 방사선을 투과시켜 지방량과 근육량을 측정합니다. DXA가 조금 더 정확도가 높지만 인바디보다 기계 값과 검사비가 비싸고 번거롭습니다. 그러니 아주아주 정밀한 측정이 필요한 경우가 아니라면 인바디로 충분합니다.

인바디 결과지에서 근육량과 체지방량,

체지방률과 부위별 근육량을 꼼꼼히 살펴보자

체성분 분석기로 측정한 체지방률이 남성은 25퍼센트 이상, 여성은 30퍼센트 이상일 때 비만으로 진단합니다. 근육량은 성별과 연령에 따라 참고치가 달라집니다. 다행히 체성분 분석 결과지에는 수검자의 성별과 연령에 따른 참고치가 제시되어 있어 쉽게 확인이 가능합니다.

다음 페이지의 그림 1은 ① 키 153센티미터에 ② 몸무게 46.2킬로그램으로 날씬한 31세 여성의 인바디 결과지입니다.

③ BMI는 19.7kg/㎡로 표준(정상 범위)에서도 낮은 쪽, 즉 날씬한 쪽에 속합니다. 하지만 ④ 근육량(골격근량)이 16.3킬로그램으로 표준보다 낮고 ⑤ 체지방량이 15.2킬로그램으로 높아 가까스로 표준 범위입니다. 전체 체중에서 체지방이 차지하는 비율인 ⑥ 체지방률은 33퍼센트로 비만 기준치인 30퍼센트를 넘었습니다. 체중은 정상이지만 근육량은 적고 체지방은 많은 전형적인 마른 비만의 패턴을 보입니다.

⑦에는 수검자에게 필요한 적정 체중이 제시되어 있습니다. 이 사람의 현재 체중은 46.2킬로그램이고 적정 체중은 50.5킬로그램이니 4.3킬로그램이나 증량해야 합니다. 그런데 체지방을 3.6킬로그램 빼고 근육량을 7.9킬로그램 늘려야 하니 쉬운 목표는 아니고 부단한 노력이 필요해 보입니다. 이렇듯 체중만으로는 알 수 없는 속사정을 체성분 분석기가 제대로 보여줍니다.

그림 1 인바디 결과지

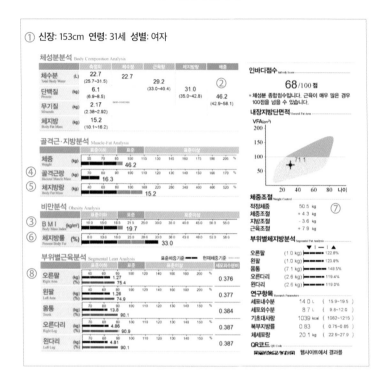

체성분 분석으로 ⑧ 부위별 근육량도 확인할 수 있습니다. 부위별 근육 분석을 보면 몸통과 팔다리 각각의 근육량을 킬로 그램(kg), 비율(%)로 표시한 두 개의 막대가 있습니다. 오른팔의 위쪽 막대는 1.27킬로그램입니다. 수검자의 표준체중에서 적절한 근육량을 100퍼센트라고 했을 때 현재 상태는 70퍼센트 정도로 표준 이하임을 알 수 있습니다. 아래쪽 막대는 수검

자의 현재 체중을 기준으로 적절한 근육량을 100퍼센트라고 했을 때 지금의 근육 상태를 표시해줍니다. 수검자는 오른팔 근육량이 적절한 양의 75.4퍼센트로, 역시 표준 이하입니다. 일반적으로 수검자의 체중이 표준보다 낮은 경우는 아래쪽 막대가 길고, 표준보다 높은 경우는 위쪽 막대가 깁니다.

○┐ KEY POINT

체중과 함께 근육량과 체지방량을 알아야 건강 상태를 확인하고 식단 관리의 구체적인 방향과 방법을 정할 수 있습니다.

골밀도

저는 골밀도검사를 하지 않아도 환자를 한 번만 쓱 바라보면 뼈 상태를 추측할 수 있습니다. 마른 사람은 대부분 골량이 적고 골밀도가 낮습니다. 통통한 사람은 대부분 골밀도가 좋습니다. 뼈는 평생 동안 어떻게 먹어왔는지 영양 상태를 반영하는 지표입니다. 지금까지 잘 먹어온 사람들은 골밀도가 높고, 평생 잘 챙겨 먹지 못한 사람들은 골밀도가 낮습니다.

골량은 남녀 모두 30대에 최고점에 이르지만
여성은 폐경 후 첫 10년 동안 급격히 감소한다

뼈의 양인 골량은 청소년기, 청년기를 통해 꾸준히 높아져 남성과 여성 모두 30대에 최고점에 이릅니다. 이때가 일생을 통틀어 뼈가 가장 튼튼한 나이입니다. 이후에는 전반적으로 조금씩 감소합니다. 다만 남성은 갱년기가 급격하지 않아 골량도 완만하게 떨어지지만, 여성은 폐경을 겪으며 나타나는 급격한 호르몬 변화로 폐경 후 첫 10년인 50대에 골량이 가을에 나뭇잎이 우르르 떨어지듯 감소합니다.

나이가 들어가며 골다공증이 생길지 아닐지 예측하는 가장 중요한 요인 두 가지는 30대 청년기에 도달한 최대 골량과

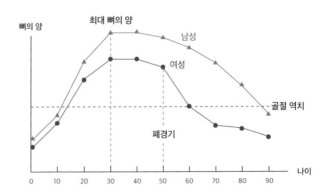

그림 2 **일생 동안 뼈의 변화**[1]

갱년기의 골량 감소 속도입니다. 청년기 최대 골량이 높을수록, 갱년기의 골량 감소 속도가 느릴수록 골다공증 위험이 낮아집니다.

골밀도검사는 여성은 폐경 후, 남성은 65~70세 후

골밀도검사는 허리뼈(요추)와 대퇴골에서 실시하는 DXA가 기본입니다. 방사선 피폭량도 비교적 적고 간단하게 정확한 결과를 얻을 수 있습니다. 가끔 젊은 사람들이 골밀도검사를 받기도 합니다만, 골밀도를 감소시키는 특별한 질환이 있거나 관련 치료를 받는 상황이 아니라면 젊을 때는 골다공증이 생기지 않는다는 사실을 알아두시면 좋겠습니다. 그래서 여성은 폐경 후, 남성은 65~70세 후에 골밀도검사를 시작합니다.

골밀도검사는 T-점수로 판정합니다. 골밀도가 -1.0 이상이 정상, -2.5 초과 -1.0 미만이면 골감소증, -2.5 이하면 골다공증입니다. 허리뼈와 대퇴골 골밀도가 다른 경우가 대부분인데 이런 경우에는 낮은 쪽 골밀도를 기준으로 판정합니다.

그림 3 골밀도검사 결과 골감소증과 골다공증의 진단 기준

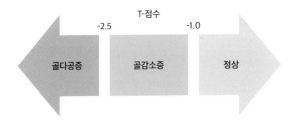

골밀도가 낮아지지 않도록 평소에 충분한 칼슘 섭취

골다공증이나 골다공증성 골절이 있다면 기본적으로 약물치료를 받아야 합니다. 그런데 뼈는 영양 지표이기 때문에 약물치료만으로는 부족하고 반드시 뼈의 재료가 되는 영양소가 같이 보충되어야 합니다.

영양치료는 골다공증의 전 단계인 골감소증 단계에서부터 시작해야 합니다. 또한 지금 골밀도가 정상이어도 나이 들면서 생기는 골밀도 감소를 예방하기 위해 미리미리 뼈 건강을 위한 식단을 챙길 필요가 있습니다. 음식으로 골밀도가 좋아지지는 않지만 노화에 따른 골밀도 감소를 줄일 수 있고 골다공증 약물치료를 도와줍니다.

뼈는 콜라겐단백질(35퍼센트), 칼슘과 인(65퍼센트)으로 구성되어 있습니다. 이런 재료를 넣어주지 않고 뼈가 튼튼해지기는 어렵습니다.

인은 모든 식품에 충분히 들어 있기 때문에 부족해지는 일이 거의 없어 신경 써서 챙겨 먹지 않아도 됩니다. 하지만 칼슘은 특정 식품에만 들어 있습니다. 멸치와 뱅어포 같은 뼈째 먹는 생선, 유제품, 녹황색 채소와 해조류 정도입니다.

유제품의 칼슘이 식물성식품의 칼슘보다 흡수율과 생체이용률이 높아서 선호됩니다. 우유 200밀리리터 한 팩의 칼슘 200밀리그램을 시금치로 채우려면 200밀리리터 컵으로 여덟 컵에 해당하는 양을 먹어야 합니다. 먹기에 너무 많습니다. 다행히 밥과 반찬으로 섭취되는 칼슘이 대략 하루 400~500밀리그램이고 칼슘의 권장섭취량*이 800~1000밀리그램이므로 400밀리그램 정도의 칼슘은 우유, 요거트, 치즈 등 유제품 간식으로 챙겨 먹으면 좋습니다. 우유나 유제품 1회용 포장단위 한 개의 칼슘이 200밀리그램 정도이므로 하루 두 개의 유제품이 필요합니다. 슴슴하게 조리한 멸치와 뱅어포 반찬도 냉장고 한쪽에 항상 준비해두세요.

* 권장섭취량은 집단을 구성하는 거의 모든, 97~98퍼센트의 건강한 사람의 영양소 필요량을 충족시키는 섭취량 추정치다.

표 2 **칼슘 함유 식품과 칼슘 함유량**[2]

식품명	1회 분량(g)	칼슘 함유량(mg)
멸치	15	373
굴	80	342
우유	200	226
들깻잎	70	207
떠먹는 요거트	100	141
치즈	20	125
건미역	10	111
어패류 젓갈	15	89
상추	70	85
아이스크림	100	80

뼈 건강을 위해서는 단백질과 비타민D도 필요하다

콜라겐 하면 피부 탄력이 먼저 생각나지만 딱딱해 보이는 뼈의 단백질도 콜라겐입니다. 콜라겐은 뼈에 탄성을 줍니다. 만약 콜라겐이 없다면 정강이를 한 번 부딪힐 때마다 골절이 생길 겁니다. 매 끼니 달걀 크기의 살코기, 닭고기, 생선, 해산물, 콩과 두부를 바꿔가며 단백질을 챙겨 먹으면 뼈 건강에도 큰 도움이 됩니다.

비타민D는 장관에서 칼슘을 체내로 흡수시키는 마차 역할을 합니다. 비타민D가 부족하면 애써 먹은 칼슘이 대변으로 모두 배설됩니다. 대한골대사학회는 골감소증이나 골다공증 환자에게 하루 800~1000IU의 비타민D 섭취를 권유하고 있습니다.

○── **KEY POINT**

골밀도가 이미 낮아진 상태라면 약물치료가 필수입니다. 골밀도가 정상인 분, 낮은 분 모두 뼈 건강을 위해 식사와 간식의 칼슘, 단백질이 충분한지 확인하세요. 비타민D는 영양제로 섭취하는 방법을 고려하세요.

혈당

    공복혈당은 여덟 시간 금식 후 혈액에서 측정하는 포도당 수치입니다. 아침 공복 후 오전 9시 이전에 검사를 받습니다. 혹 아침 식사를 하고 점심을 굶고 여덟 시간 후 저녁에 채혈하면 안 되냐고 물어보는 분도 계십니다. 이때 하는 검사는 자는 동안의 당 대사가 반영되지 않기 때문에 엄격한 의미의 공복혈당이 아닙니다.

    공복혈당은 70~99mg/dℓ(데시리터당 밀리그램)이 정상입니다. 혈당이 안정적으로 정상인 사람은 70mg/dℓ대나 80mg/dℓ대 혈당을 보입니다. 90mg/dℓ이 넘으면 전당뇨 낌새가 약간은 있다고 생각해야 합니다. 공복혈당이 126mg/dℓ 이상이면 당뇨로

표 3 **공복혈당 기준**

공복혈당(mg/dℓ)	상태
100 미만	정상
100~125	전당뇨
126 이상	당뇨병

진단합니다.

그 사이 혈당 수치, 즉 공복혈당이 100~125mg/dℓ인 경우를 전당뇨로 진단합니다. 당뇨병 전 단계 내에서도 수치가 높을수록 당뇨 위험도가 높아집니다. 공복혈당이 110mg/dℓ 이상인 사람은 혈당이 109mg/dℓ 이하인 사람보다 당뇨로 진행될 위험이 더 높습니다. 물론 공복혈당이 높은 사람은 식후혈당이 더 올라갑니다.

많이 먹으면 내장지방이 늘어나고
내장지방이 많아지면 혈당이 높아진다

물론 당뇨가 생기면 공복혈당이 높아집니다. 그런데 당뇨가 아닌데도 공복혈당이 높은 경우도 있습니다. 그 이유는 다음과 같습니다.

첫째, 저녁을 늦게 먹었거나 단백질과 지방이 많은 음식을 저녁으로 먹었기 때문입니다. 이러면 소화도 천천히 되고 혈당이 느리게 오랫동안 높아지기 때문에 다음 날 공복혈당이 높게 측정됩니다.

둘째, 수면이 불충분하거나 숙면하지 못했기 때문입니다. 긴장을 유발하는 호르몬인 스트레스호르몬과 교감신경계 호르몬이 자는 동안은 휴식을 위해 줄어듭니다. 두 호르몬은 혈당을 올립니다. 수면 시간이 짧거나 숙면을 이루지 못하면 스트레스호르몬과 교감신경계 호르몬이 자는 동안에도 줄어들지 않고 분비되어 혈당이 높아집니다. 그래서 불면증이 있는 경우, 과민성방광이나 전립샘비대로 자다가 화장실을 들락거리는 경우, 수면무호흡증 때문에 자주 깨고 선잠을 자는 경우 공복혈당이 높습니다.

셋째, 평소 스트레스가 많아서 분비되는 스트레스호르몬과 교감신경계 호르몬도 공복혈당을 높입니다.

넷째, 공복혈당이 높아지는 가장 중요한 이유는 지방간과 내장지방이 많아서 자는 동안에도 간이 쉬지 않고 당을 만들어 혈액으로 내보내기 때문입니다. 뭐든 많이 먹으면 내장지방이 늘어납니다. 식이조절과 운동으로 내장지방을 줄이면 공복혈당이 정상으로 돌아옵니다. 공복혈당이 높은 상태가 지속되면 당뇨병으로 진행됩니다.

공복혈당검사에도 함정이 있습니다. 당뇨가 시작될 때 공복혈당보다 식후혈당이 먼저 올라가는 분들이 많습니다. 이런 경우 공복혈당검사만 받는다면, 공복혈당 수치가 정상으로 나오기 때문에 전당뇨나 당뇨가 생긴지 모른 채로 한참을 지내게 됩니다. 당뇨 가족력이 있거나 내장비만이 있는 분들, 즉 당뇨병 위험도가 높은 분들은 공복혈당검사 시 공복혈당과 식후혈당을 모두 반영하는 당화혈색소검사를 같이 받는 편이 좋습니다.

콜레스테롤

지질검사 결과로 나오는 총콜레스테롤, HDL 콜레스테롤, LDL 콜레스테롤 가운데 동맥경화를 가장 잘 일으키는 건 뭘까요? 바로 LDL 콜레스테롤입니다.

LDL 콜레스테롤의 별명은 나쁜 콜레스테롤입니다. LDL 콜레스테롤은 음식의 영향을 받지 않기 때문에 공복으로 검사하나 식사 후 검사하나 별 차이가 없습니다. 아침을 먹고 온 환자에게 혈액검사를 하자고 하면 의아해하곤 합니다만, LDL 콜레스테롤만 확인해도 되는 경우에는 식후 채혈을 해도 무방합니다. 굳이 공복 상태로 병원에 다시 오는 번거로움을 감수하지 않아도 됩니다.

콜레스테롤 수치 중에서는
동맥경화를 유발하는 LDL 콜레스테롤에 주목하자

대한의학회의 이상지질혈증 진료지침에서는 LDL 콜레스테롤을 다음과 같이 분류합니다. 100mg/dℓ 이하가 적정 수준, 100~129mg/dℓ은 정상, 160mg/dℓ 이상이면 높음, 190mg/dℓ 이상이면 매우 높음입니다. 130~159mg/dℓ이라면 경계치입니다. 다섯 구간으로 나뉘어 복잡해 보이지만, 간단하게 정리하면 대략 130mg/dℓ 이상일 경우 높은 수치라고 판단할 수 있습니다.

LDL 콜레스테롤은 혈관벽을 파고 들어가 그 안에 쌓입니다. 그리고 혈관의 염증과 산화를 일으켜 혈관을 두껍고 딱딱하게 만듭니다. 동맥경화가 생긴 혈관은 쉽게 막히거나 터져서

표 4 **LDL 콜레스테롤 기준**

단위 (mg/dℓ)

매우 높음	≥190
높음	160~189
경계치	130~159
정상	100~129
적정	<100

어느 날 갑자기 뇌졸중과 심근경색이 발병할 수 있습니다.

LDL 콜레스테롤이 높으면 높을수록 심혈관계질환이 발병할 확률이 올라갑니다. 반면 LDL 콜레스테롤이 낮으면 낮을수록 심혈관계질환의 위험도도 낮아집니다. LDL 콜레스테롤이 40mg/dl 낮아질 때마다 심혈관계질환 발병 위험도는 25퍼센트씩 내려갑니다.

LDL 콜레스테롤이 높다면
삼겹살, 유제품, 에스프레소커피, 바삭한 과자를 줄이자

음식으로 좌우되는 혈액 내 LDL 콜레스테롤은 20퍼센트 정도입니다. 하지만 음식의 영향이 크지 않으니 신경 쓰지 않아도 되겠다고 생각하면 큰 오산입니다. LDL 콜레스테롤의 10퍼센트만 식이조절로 낮춰도 약을 안 먹어도 되는 경우가 많기 때문입니다. 콜레스테롤이 높다는 이야기를 들었다면 반드시 식단을 짚어봐야 하는 이유입니다.

가장 주의해야 할 음식은 눈에 보이는 기름이 많은 고기입니다. 육류 기름에는 포화지방이 많은데 포화지방은 체내에서 나쁜 콜레스테롤로 전환됩니다. 삼겹살, 꽃등심, 갈빗살이 대표적인 기름기 많은 고기입니다. 고소한 닭껍질도 포화지방이 많습니다. 그래서 육류를 먹을 때는 살코기와 껍질을 제거한 닭고기를 추천합니다.

두 번째 주의해야 할 식품은 유제품입니다. 우유는 3~4퍼센트가 지방인데 이 중에서 반 정도가 포화지방입니다. 요거트와 치즈도 우유로 만들었기 때문에 당연히 포화지방이 많습니다. 유제품을 즐기는 사람들은 보통 습관적으로 매일 먹기 때문에 3~4퍼센트의 지방도 큰 영향을 미칩니다. 유제품을 매일 먹는다면 무지방이나 저지방 제품으로 골라 드세요.

좀 더 응용을 해볼까요? 유지방이 풍부한 고가의 아이스크림도 포화지방이 많습니다. 콜레스테롤이 높은 사람이 아이스크림을 먹는다면 크림형보다는 셔벗형이 좋습니다. 물론, 셔벗도 많이 먹는 건 금물입니다. 아이스크림은 최소한으로 먹는 것이 좋습니다.

세 번째는 에스프레소커피입니다. 커피의 향과 맛을 더하는 크레마에는 카페스톨이라는 성분이 들어 있습니다. 카페스톨은 간에서 콜레스테롤 합성의 원료가 됩니다. 특별히 고기를 많이 먹지도 않는 젊고 날씬한 사람이 콜레스테롤 수치가 높다면 하루 두세 잔 이상 마시는 에스프레소 베이스 아이스아메리카노가 그 원인일 확률이 높습니다. 캡슐커피도 에스프레소로 만들기 때문에 콜레스테롤을 높입니다. 콜레스테롤이 높다면 커피는 필터로 카페스톨을 제거한 드립커피나 그래뉼커피가 좋습니다.

네 번째는 가공식품에 주로 들어 있는 팜유입니다. 팜유는 식물성기름이지만 포화지방이 듬뿍 들어 있습니다. 칩, 스낵, 페이스트리와 같이 바삭한 느낌을 주는 기름기는 보통 팜유입니다. 팜유로 튀긴 가공식품을 많이 먹으면 콜레스테롤이 올라갑니다. 믹스커피에 들어 있는 크림(일명 '프림')도 팜유입니다. 커피는 가능한 한 블랙으로 마시고 기름으로 조리한 가공식품은 최대한 적게 드세요.

o―ㄱ KEY POINT

콜레스테롤이 높다면 기름기 많은 육류, 유제품, 커피, 팜유를 사용한 바삭한 가공식품을 줄여봅니다. 식이요법 후에도 여전히 콜레스테롤이 높다면 약물치료가 필요하다는 뜻입니다.

중성지방

지질검사 후에는 총콜레스테롤, HDL 콜레스테롤, LDL 콜레스테롤, 중성지방, 이렇게 네 가지 수치가 적힌 결과표를 받게 됩니다.

콜레스테롤은 세포막의 중요 성분이자 호르몬, 비타민, 소화효소의 원료로 생리 기능을 유지하는 데 중요한 성분입니다. 반면 중성지방은 사용하고 남은 에너지를 저장하기 위한 저장형 지방입니다. 탄수화물, 지방, 단백질, 알코올, 뭐든 먹고 나서 쓰고 남은 에너지가 있으면 중성지방으로 바뀌어서 체지방으로 여기저기 쌓입니다.

체지방이 많으면 체지방에서 흘러나온 중성지방이 혈액의

중성지방 농도를 높입니다. 중성지방이 높다는 건 우리 몸 안에 남는 에너지가 많다는 뜻입니다.

다이어트할 때 빼야 하는 지방이 바로 중성지방

중성지방 수치를 알고 싶다면 열두 시간 공복을 유지한 뒤에 검사를 받아야 합니다. 나쁜 콜레스테롤, 좋은 콜레스테롤은 굶고 검사를 받으나 식후 검사를 받으나 결과의 차이가 거의 없습니다. 콜레스테롤 수치만 필요하다면 금식 없이 채혈을 진행할 수 있습니다. 그러나 중성지방은 섭취한 음식에 따른 차이가 크기 때문에 공복 검사가 기본입니다. 저녁 식사 후 아무것도 먹지 않고 열두 시간 공복을 유지한 다음 아침에 피를 뽑아야 합니다.

대한의학회의 이상지질혈증 진료지침에서는 혈중 중성지방은 150mg/dℓ 이하가 적절하다고 합니다. 150~199mg/dℓ은 경계치, 200~499mg/dℓ은 높음, 500mg/dℓ 이상이면 매우 높음입니다(표 5 참고).

중성지방 농도가 200mg/dℓ을 넘으면 정상인 경우와 비교해 심혈관계 사망률이 25퍼센트 정도 높아집니다. 중성지방 농도가 500mg/dℓ을 넘으면 언제라도 급성췌장염이 발병할 수

표 5 **중성지방 기준**

단위 (mg/dℓ)

매우 높음	≥500
높음	200~499
경계치	150~199
적정	<150

있기에 당장 약물치료가 필요합니다.

중성지방이 높으면 콜레스테롤이 높을 때와 마찬가지로 혈관이 노화되어 동맥경화가 일어날 수 있습니다. 그런데 콜레스테롤도 동맥경화를 일으키고 중성지방도 동맥경화를 일으킨다면 둘 중 뭐가 더 나쁠까요? 콜레스테롤이 더 나쁩니다.

하지만 콜레스테롤과 달리 중성지방이 독자적으로 하는 나쁜 행동도 있습니다. 중성지방이 500mg/dℓ 이상으로 매우 높아지면 혈액이 기름기로 끈적거리게 됩니다. 그러면 췌장 내 작은 혈관이 막혀 췌장으로 공급되는 산소와 영양분이 차단됩니다. 그리고 중성지방에서 떨어져 나온 기름 덩어리들이 직접 췌장 세포와 췌장 내 혈관을 손상해 응급질환인 급성췌장염을 일으킵니다. 심한 급성췌장염의 경우 사망률이 20퍼센트를 넘습니다. 췌장염이 반복되면 췌장암 위험도 높아집니다.

술과 기름진 고기, 과자와 탄산음료,
흰쌀밥과 밀국수, 말린 과일은 중성지방을 높인다

　　콜레스테롤은 약물치료가 매우 잘 듣습니다. 웬만하면 약만 잘 드시면 정상 콜레스테롤 수치에 도달할 수 있습니다. 하지만 중성지방은 약물치료만으로는 안 됩니다. 식이조절이 반드시 필요합니다.

　　중성지방이 높은 사람들은 대부분 다음 세 가지 경우에 속합니다.

　　첫째, 배가 나온 경우. 뱃살에 쌓인 체지방에서 중성지방을 계속 만들어 배출하는 것입니다. 꼭 지방이 아니어도 뭐라도 많이 먹어서 잉여에너지가 내장지방으로 쌓이면 혈액 내 중성지방이 높아집니다. 허리둘레를 1~2인치만 줄여도 중성지방이 뚝 떨어집니다.

　　둘째, 술과 기름진 고기를 많이 먹는 경우. 주로 젊은 사람, 남성에 해당됩니다. 사람처럼 소, 돼지, 닭도 살이 찌면 체지방에 중성지방 비중이 높아집니다. 기름기 많은 갈비, 등심 같은 소고기, 삼겹살 같은 돼지고기, 닭껍질은 지방이 많아 혈액 내 중성지방을 높입니다. 알코올은 음식으로 섭취된 중성지방의 분해를 억제하고 간에서 중성지방을 많이 만들어 혈액으로 방출합니다. 술과 기름진 안주를 같이 먹으면 중성지방을 더 많이 높입니다. 급성췌장염은 대부분 폭음 후에 발병합니다. 곡주라고, 과일주라고 더 낫지도 않습니다. 섭취량이 비슷하면 무슨 술이든 비슷하게 중성지방을 높입니다.

셋째, 배도 안 나오고 술과 고기를 많이 먹지도 않는데 중성지방이 높은 경우. 정제 탄수화물과 당분을 많이 먹는 경우입니다. 주로 노인과 여성이 많지요. 중성지방은 음식물에서 공급되는 탄수화물과 지방산을 재료로 간에서 합성됩니다. 탄수화물, 특히 정제 탄수화물과 당분 섭취가 늘어나면 중성지방의 재료가 많아지는 셈입니다. 단맛을 내는 단순당이 많이 포함된 사탕이나 아이스크림, 주스와 탄산음료 같은 달달한 음료, 믹스커피는 중성지방을 엄청나게 높입니다. 달지 않아도 통밀과 쌀을 도정하여 만든 흰쌀로 지은 밥, 흰 밀가루로 만든 국수, 떡, 빵, 라면, 과자, 피자 등도 중성지방을 많이 높입니다. 흰 쌀가루와 밀가루에 당분까지 넣어 만든 과자, 빵, 케이크는 더더욱 심합니다.

넷째, 과일을 과식하는 경우. 과일은 중성지방을 높이는 의외의 먹거리입니다. 과일은 분명 건강에 도움이 되지만, 과일 단맛의 반은 과당, 나머지는 포도당입니다. 그만큼 단순당이 많이 들어 있습니다. 중성지방 수치가 걱정된다면 과일은 껍질째 하루 두세 조각 먹는 편이 좋습니다. 특히 말린 과일은 당 함량이 더욱 높습니다. 그러니 당뇨병이 있거나 중성지방 수치가 높다면 먹지 않는 편이 좋습니다.

중성지방 관리를 위해 잘 챙겨 먹어야 하는 음식들

식이섬유가 풍부한 음식은 지방의 체내 흡수를 줄여 중성
지방을 낮춥니다. 채소와 껍질째 먹는 과일, 버섯, 현미 같은
통곡물, 해조류를 예로 들 수 있습니다.

육류의 기름인 포화지방산이 많은 식품은 중성지방을 올
리는 반면, 불포화지방산이 많은 식품은 중성지방을 낮춰 혈액
을 맑게 하고 염증을 줄여 혈관의 노화인 동맥경화를 예방합니
다. 올리브유와 카놀라유는 오메가9 불포화지방산이 많은 음
식입니다. 들기름, 견과류, 등푸른생선은 오메가3 불포화지방
산이 많은 음식입니다. 좋은 기름이 많이 들어 있는 식품을 챙
겨 먹는 습관이 필요합니다.

o── KEY POINT

중성지방 수치가 높으면 반드시 식이조절을 하셔야 합니다. 정제 탄수화물
과 당분이 많은 달달한 음식, 술과 기름진 고기 안주를 특히 주의하세요.
그리고 가능하면 1~2인치라도 뱃살을 줄여주세요.

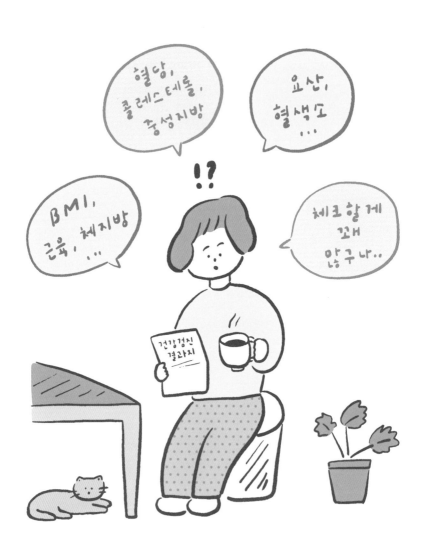

요산

찐한 회식 다음 날, 발가락에 통풍이 생겨 다리를 절며 다니는 사람들을 보신 적이 있나요? 이렇듯 요산 하면 엄지발가락이 심하게 아픈 통풍을 주로 떠올립니다.

요산이 체내에 쌓이면
조용히 천천히 신장 기능이 떨어진다

하지만 요산이 시간을 두고 체내에 차곡차곡 쌓이면 관절뿐만 아니라 신장 기능도 떨어뜨립니다. 관절에 생기는 통풍 발작은 요란한 통증을 일으키므로 모르고 지나가기 어렵습니다. 무서운 건 신장 기능 저하입니다. 조용히 천천히 신장 기능이 떨어지기에 한참 나빠진 후에 발견되는 안타까운 상황이 벌어지기도 합니다.

요산 수치는 건강검진에서 간단한 혈액검사로 알아볼 수 있습니다. 병원마다 약간의 차이는 있지만 남성은 3~7mg/dℓ, 여성은 2~6mg/dℓ을 정상으로 판정하고, 남성은 7mg/dℓ, 여성은 6mg/dℓ을 넘으면 고요산혈증이라 판정합니다.

건강검진에서 요산 수치가 높게 나왔다면
퓨린이 많은 음식을 먹고 있지 않은지 점검해보자

요산은 음식에 포함된 퓨린이 분해되어 생기는 최종 산물, 즉 찌꺼기입니다. 퓨린을 많이 먹어서 높아지기도 하고, 소변으로 배출이 원활하지 않아 높아지기도 합니다. 따라서 건강검진에서 요산 수치가 높게 나왔다면, 고요산혈증 진단을 받았다면, 통풍 발작을 경험했다면, 퓨린이 많은 음식을 과하게 먹고 있지 않은지 식사 패턴을 점검해볼 필요가 있습니다. 표 6을 보면 식품에 들어 있는 퓨린의 양을 알 수 있습니다.

표 6 퓨린 함유량에 따른 식품 분류

고퓨린 식품	어류와 육류의 간, 신장, 뇌, 소화관 같은 내장육 등푸른생선(특히 정어리, 멸치, 청어, 꽁치, 고등어)과 생선알 해산물(홍합, 게, 새우, 조개, 가리비, 캐비아)
중퓨린 식품	육류와 가금류(소고기, 돼지고기, 양고기, 닭고기, 오리고기) 콩류 버섯류 아스파라거스, 콜리플라워, 시금치
저퓨린 식품	곡류, 감자, 고구마 저지방 우유와 유제품, 달걀 신선한 채소와 제철 과일 차, 커피, 코코아

퓨린이 많은 식품의 종류가 너무 많지요? 다 피하면 먹을 것이 없을 정도입니다.

팁을 드리자면 고퓨린 식품은 피하되 특히 통풍 발작이 있는 동안은 절대로 먹지 마세요. 중퓨린 식품은 한꺼번에 많이 먹는 것과 매일 연달아 먹는 것만 피하면 됩니다. 퓨린은 물에 잘 녹기 때문에 국과 찌개는 건더기 위주로 먹는 편이 좋습니다. 그리고 저퓨린 식품 위주로 편하게 먹으면 됩니다.

요산 배출을 막아 요산 수치를 높이는 주범들
과일주스, 액상과당, 술

건강해 보이지만 요산 수치를 높이는 음식도 있습니다.

30대 초반 남성이 건강검진에서 고요산혈증 진단을 받고 내원하셨습니다. 술도 안 마시고 고기도 거의 안 먹는데 원인이 뭔지 궁금하다고 하셨습니다.

식사일지를 확인해봤더니 아침마다 식사 대용으로 마시는 생과일주스가 원인이었습니다. 과일주스의 과당은 요산 배출을 막아 요산 농도를 높입니다. 과일주스 마시기를 중단하자 요산 수치가 정상으로 떨어졌습니다.

가공식품의 단맛을 책임지는 액상과당도 요산 배출을 막는 음식입니다. 액상과당으로 단맛을 낸 달달한 음료는 흡수가 빠르기 때문에 불과 한두 시간 안에 요산 수치를 $1{\sim}2\mathrm{mg/d}\ell$까지 올리기도 합니다. 액상과당이 함유된 가공식품 섭취를 줄여야 하며 특히 액상과당 음료는 절대로 피해야 합니다.

술도 요산 배출을 막는 주범입니다. 모든 술이 요산을 높이지만 특히 효모에 퓨린이 많아 효모로 만든 맥주는 다른 술보다 요산 농도를 더욱 높입니다.

그런데 애주가 가운데 요산 수치가 높은 경우 맥주만 피하면 된다고 생각하는 사람들이 있습니다. 틀린 상식입니다. 모든 술은 요산 농도를 높입니다. 그중에서 맥주가 특히 더 높인다고 생각해야 합니다.

술을 많이 마실수록 요산 수치가 더 많이 높아지므로, 한번에 한두 잔 이내로만 술을 마십시다.

과체중, 비만, 내장비만도 요산 수치를 높이는 요인 중 하나입니다. 그래서 허리둘레가 1~2인치만 줄어도, 몸무게가 1~2킬로그램만 빠져도 요산 수치를 낮출 수 있습니다. 또한 하루 2~3리터 정도 수분을 충분히 보충하면 요산 배출에 도움이 됩니다.

○━ **KEY POINT**

요산이 몸 안에 쌓이면 통풍뿐만 아니라 신장 기능 저하도 일으킵니다. 요산 수치가 높다면 퓨린이 많이 든 음식을 즐겨 먹고 있지 않은지 점검해보아야 합니다.

혈색소
(헤모글로빈)

피가 붉게 보이는 것은 적혈구에 들어 있는 단백질인 혈색소 때문입니다. 헤모글로빈hemoglobin은 혈색소의 영어 이름입니다.

적혈구의 가장 중요한 기능은 산소 운반입니다. 조금 더 정확하게 표현한다면 적혈구 내의 혈색소, 혈색소 내의 철분이 산소를 운반합니다. 혈색소가 부족하면 빈혈이 생깁니다. 그러면 체내 구석구석으로 산소 공급이 원활하지 못해 쉽게 피로하고 숨이 차고 어지럽습니다.

혈색소 부족으로 빈혈이 생기면
쉽게 피로하고 숨이 차고 어지럽다

2022년 국민건강통계에 따르면 19세 이상 남성의 4퍼센트, 여성의 14퍼센트가 빈혈을 가지고 있습니다. 빈혈은 나이가 들수록 증가하여 70대는 남성의 20퍼센트, 여성의 22퍼센트에서 확인됩니다.

혈색소검사는 공복이 아니어도 받을 수 있습니다. 건강보험공단 검진을 기준으로 남성은 혈색소 13.0~16.5g/㎗, 여성은 12.0~15.5g/㎗이 정상입니다. 혈색소가 남성에서 13g/㎗ 이하, 여성에서 12g/㎗ 이하면 빈혈로 진단합니다.

빈혈이 확인되면 무조건 철분제를 먹기보다는
원인 진단이 우선

건강검진에서 빈혈이 확인되면 가장 먼저 해야 할 일은 그 원인을 찾는 것입니다. 무작정 약국에서 철분제만 사서 복용하다가 원인 진단이 늦어지기도 합니다. 원인을 해결하지 않고 철분제만 먹으면 밑 빠진 독에 물 붓기를 하는 셈입니다. 게다가 철분이 부족하지 않은데 철분제를 먹으면 남는 철분이 인체를 산화시킵니다.

빈혈의 원인은 매우 많습니다. 그중에서도 가장 흔한 원인은 바로 혈색소를 만드는 데 필요한 철분의 부족입니다(철분 결핍성 빈혈). 가임기 여성에게 가장 흔한 철분 결핍의 원인은 생리량이 많거나, 반복적인 다이어트로 식사량이 적기 때문입니다.

급격한 성장기인 아동과 청소년은 성장에 필요한 영양이 충분히 공급되어야 하는데, 끼니를 거르거나 편의점 음식으로 때우다 보면 영양결핍으로 빈혈이 생깁니다. 위암, 대장암, 위궤양, 치질 등의 질환으로 위장관 출혈이 생긴 경우도 출혈로 소모된 영양소를 보충해주지 않으면 빈혈이 발생합니다.

또한 비타민B12나 엽산 부족도 빈혈의 원인이 됩니다. 이들 영양소가 혈색소의 구성성분은 아니지만 혈색소의 집인 적혈구를 성숙시키는 데 중요한 역할을 하기 때문입니다. 위절제술을 받은 경우, 채식을 하는 경우, 음주량이 많은 경우에는 비타민B12가 부족해 빈혈이 생길 수 있습니다.

단백질과 철분이 풍부한 음식을 챙겨 먹고
식후 두 시간 동안은 녹차, 탄산음료, 커피를 피하자

철분 결핍성 빈혈 치료를 받을 때는 다음과 같이 식사 관리가 필요합니다.

- 혈액의 재료가 되는 단백질과 철분이 풍부한 식품을 챙겨 먹습니다. 철분이 많은 식품으로는 붉은 육류(적색육), 생선, 가금류, 해산물, 달걀노른자, 말린 과일, 견과류, 전곡류, 콩과 두부, 채소가 있습니다. 곡류, 채소류 같은 식물성식품의 철분보다는 고기, 생선, 달걀 같은 동물성식품의 철분이 더 잘 흡수되고 체내 이용률이 높습니다.
- 비타민C는 철분의 흡수를 도와줍니다. 신 음식을 같이 드세요.
- 혈액 생성을 도와주는 비타민C, 엽산이 풍부한 채소와 과일을 충분히 섭취합니다.
- 녹차, 탄산음료, 커피는 철분 흡수를 방해합니다. 식사 후 두 시간 동안은 피해주세요.
- 술은 혈액을 만드는 데 필요한 영양소의 흡수를 방해하고 대사되면서 영양소를 소모시킵니다. 최대한 절주해주세요.

혈색소가 정상보다 높아지기도 하나요?

간혹 헤모글로빈이 정상보다 높아지는 경우가 있습니다. 헤모글로빈이 높아지면 혈액이 걸쭉해지기 때문에 혈전이 잘 생기고 혈관질환 발병 위험이 높아집니다.

우리 몸은 저산소증이 생기면 조금이라도 산소 공급을 원활하게 하기 위해 신장에서 적혈구를 많이 만들라는 신호를 보냅니다. 헤모글로빈이 정상보다 높다면 저산소증이 있다는 의미입니다.

가장 흔한 저산소증의 원인은 흡연과 수면무호흡증입니다. 담배 연기를 깊이 들이마실 때, 코를 골다가 숨이 잠시 멈췄을 때 헤모글로빈이 많이 만들어집니다. 헤모글로빈이 높은 경우는 낮은 경우보다 훨씬 더 위험하니 의사의 진료를 반드시 받아야 합니다.

o⎯ KEY POINT

혈색소가 부족하여 빈혈을 진단받으면 그 원인을 찾아보아야 합니다. 무턱대고 철분제를 먹기보다는 원인에 따라 적절한 식단 관리가 필요합니다.

4장

건강 영양 공식
- 식단 구성 편

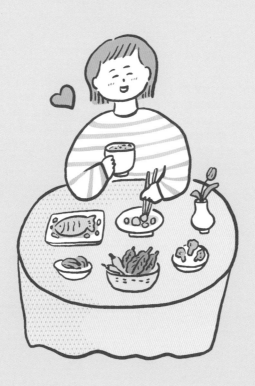

절대 금지
달달한 음료

지식은 계속 변합니다. 제가 의대 다닐 때만 해도 음식에 들어 있는 콜레스테롤은 동맥경화의 주범으로, 콜레스테롤이 많은 달걀은 심장질환을 일으키는 나쁜 식품으로 취급받았습니다. 냉면에 올라가 있는 메추리알 반쪽도 먹어야 하나 말아야 하나 고민하는 사람도 많았습니다.

제 딸들은 달걀을 정말 좋아하는데 딸들이 어렸을 때 저는 심장질환이 걱정되어 못 먹게 했습니다. 그런데 식품의 콜레스테롤이 혈액의 콜레스테롤을 올리는 효과가 낮고, 심혈관계질환 위험도를 높이지 않는다는 연구 결과[1]가 발표되면서 달걀은 맛있고 저렴하고 질 좋은 단백질 식품으로, 챙겨 먹어야 하는 음식의 반열에 다시 올랐습니다.

영양학과 의학의 발전은
좋은 음식과 나쁜 음식을 뒤바꾸기도 한다

지식의 변화로 영락의 길을 걸었던 식품으로는 마가린도 있습니다. 버터 같은 동물성지방이 콜레스테롤을 높여 심장혈관의 동맥경화를 일으킨다는 위험성이 제기되자, 액체 상태의 식물성기름을 가공해 고체로 만든 마가린이 대안으로 떠올랐습니다. 버터만큼의 풍미는 부족하지만 그 나름대로의 고소함과 부드러움이 있고, 가성비가 좋은 데다 식물성기름이니 건강에 좋을 것이라는 인식이 퍼졌지요.

그런데 웬걸, 심혈관계질환에 대한 연구 결과가 나오면서 기름 가운데 동맥경화를 가장 잘 일으키는 무시무시한 기름이 트랜스지방이고[2] 마가린이 인공으로 합성한 트랜스지방 덩어리라는 사실이 밝혀졌습니다. 버터 같은 동물성지방이 자연 그대로 안정된 지방으로 재인식되면서 다시 마가린을 밀어내고 정상 자리를 탈환했습니다.* 건강에 좋다고 버터 대신 마가린

---

* 최근에는 건강을 위해 트랜스지방을 줄인 마가린이 개발되어 판매되고 있다.

을 먹은 사람들이 억울해지는 대목입니다.

앞으로도 영양학과 의학 연구가 계속 이루어지면서 달걀이나 버터 같은 억울한 피해 식품(?)이 드러날 겁니다. 건강에 좋은 줄 알았는데 실상은 아니더라 하는 식품도 나올 겁니다. 음식이 건강에 미치는 영향을 아직도 완벽하게 이해하지 못하고 있다는 한계가 느껴지는 현실입니다.

대부분의 연구에서 일관되게
백해무익하다고 밝혀지는 달달한 음료

그런데 지금까지 발표된 대부분의 연구에서, 즉 연구가 이루어진 국가나 시대, 연구 대상자의 연령이나 성별과 무관하게 항상 건강에 나쁘다고 일관되게 도출되는 식품이 있습니다. 바로 달달한 음료입니다. 당분이 첨가되었다는 의미로 학술 용어로는 가당음료sugar sweetened beverage라고 합니다. 대표적인 콜라와 사이다 같은 탄산음료부터 과일주스, 이온음료, 에너지드링크, 당분을 첨가한 요거트, 달달한 우유와 커피까지 다양한 제품이 우리 주변을 채우고 있습니다.

달달한 음료가 건강에 나쁜 가장 큰 이유는 바로 살을 찌우기 때문입니다. 달달함에 숨어 있는 당분은 지방 중에서도 특히 내장지방인 뱃살을 쌓이게 합니다. 당분음료는 한 잔에 평균 120칼로리입니다. 주스나 콜라, 달달한 커피를 하루 한 잔 이상 마시고 있다면 다른 음식을 줄이지 않고 달달한 음료만 한 잔씩 줄여주어도 두 달에 체중 1킬로그램씩, 1년이면 6킬로그램이 빠집니다. 게다가 뱃살도 줄이고 허리 라인도 살릴 수 있습니다.

한 남자 중학생이 학교 건강검진에서 실시한 간 기능검사에서 간 수치가 매우 높게 나와 진료실을 찾았습니다. 정상 간 수치는 40mg/dℓ 이내인데, 이 남학생은 200mg/dℓ을 넘었습니다. 간에 내장지방이 쌓인 심한 지방간이 원인이었습니다. 매일 1.5리터 페트병으로 한 병 이상 마신 콜라의 당분이 간에서 지방으로 바뀌어 차곡차곡 쌓인 겁니다. 영양 평가와 교육을 통해 콜라를 칼로리 없는 탄산수로 바꿨더니 3개월 후 간 수치가 정상으로 돌아왔습니다.*

---

* 이 기간 동안 살은 빠지지 않았다. 한창 성장할 나이이기에 음식 섭취량 자체는 줄이지 못했기 때문이다. 이를 통해 체중 감량 없이도 섭취하는 음식의 종류만 바꿔주면 간 기능이 정상화된다는 사실을 알 수 있다.

건강을 위해 첫 번째로 바꾸어야 하는 식습관은
달달한 당분음료 끊기

콜라, 사이다 같은 탄산음료에 당분이 많아서 살이 찌고 건강에 나쁘다는 것은 모두 다 알 겁니다. 그래서 줄이려고 노력을 많이 하지요. 문제는 건강한 듯 보이지만 탄산음료와 큰 차이가 없는 당분음료입니다. 대표적인 것이 과일주스, 이온음료, 에너지드링크입니다. 과일주스는 과일로 만들어서 비타민이 많고, 이온음료는 이온이 들어 있어 땀날 때 마셔야 하고, 에너지드링크는 힘나게 하니까 몸에 좋다 생각하고 마시게 됩니다. 그런데 이런 음료들에도 콜라, 사이다만큼 당분이 많습니다.

가당음료의 당분은 혈당을 높이고, 콜레스테롤의 일종인 중성지방을 높입니다. 건강검진에서 혈당이나 중성지방 수치가 높다고 들었다면 우선 달달한 음료부터 끊어야 합니다. 청소년은 탄산음료, 성인은 달달한 커피가 범인인 경우가 흔합니다.

식사량이 많으면 살이 찌긴 하지만 그래도 살아가는 데 필요한 영양소를 보충받는다는 이점이 있습니다. 하지만 대부분의 가당음료는 몸에 필요한 영양소는 거의 없고 당분으로 인한 칼로리만 있습니다. 게다가 먹고 나도 배가 안 부릅니다. 고구마나 빵을 간식으로 먹으면 배가 불러서 다음 끼니 식사량이 자연스레 줄어듭니다. 그런데 당분음료는 액체이기 때문에 빨리 소화되어 위에 오래 머물지 않고 장으로 갑니다. 배가 부르지 않으니 다음 끼니 식사량을 줄이지 못하면서 섭취 칼로리는 많아져 체중이 늘어납니다. 당분음료는 세상에서 가장 나쁜 음식이라고 할 수 있습니다.

고구마나 빵을 먹고 싶을 때, 라면을 먹고 싶을 때 참기란 정말 어렵습니다. 하지만 음료를 참는 것은 이보다 훨씬 쉽습니다. 건강을 위해 첫 번째로 바꿔야 하는 식습관이 뭐냐고 묻는다면 달달한 음료, 가당음료를 당분 없는 물이나 탄산수, 곡차, 다이어트 음료로 바꾸는 것이라고 말하겠습니다.

o━ KEY POINT

달달한 당분음료는 세상에서 가장 나쁜 음식입니다. 좋다는 음식을 챙겨 먹기보다는 최악의 식품인 당분음료부터 끊어봅시다.

최대한 적게

트랜스지방

1++ 등심은 참 맛있습니다. 고급스러운 고소한 맛이 입맛을 사로잡지요. 이것이 바로 포화지방의 맛입니다. 탄수화물이 약간 싼티 나는 맛있음이라면 포화지방은 럭셔리한 맛있음입니다. 맘껏 먹을 수 있으면 좋겠지만 포화지방이 혈액 내 LDL 콜레스테롤을 높여 동맥경화를 촉진하고 뇌졸중, 심장병 같은 심혈관계질환을 일으킨다는 치명적인 단점이 밝혀졌습니다.

그래서 포화지방은 아니면서 포화지방 같은 풍미를 느낄 수 있는 성분을 찾아 헤매다 만들어진 것이 바로 트랜스지방입니다. 화학자들이 식물성기름에 수소를 첨가해 맛과 형태가 버터와 비슷한 고체 트랜스지방을 만들었습니다. 그런데 이것이 고소하고 바삭거려 맛이 좋은 데다, 여러 번 가열해도 파괴되지 않고, 보관과 수송도 편하고, 가격도 포화지방보다 훨씬 저렴했습니다. 무엇보다 몸에 좋은 식물성기름이 원료이기에 당연히 건강에 좋으리라 추측되어 트랜스지방인 마가린과 쇼트닝의 소비가 급증했지요. 한때 미국에서 팔리는 쿠키의 95퍼센트, 크래커의 100퍼센트가 트랜스지방을 함유하고 있을 정도였습니다.

알고 보니 최악의 지방으로 밝혀진 트랜스지방

그런데 1980년대에 트랜스지방이 심장질환을 일으킬 수 있다는 가능성이 제기되었습니다. 1993년 하버드대학교 연구진은 총에너지섭취량에서 트랜스지방을 2퍼센트 줄이는 대신 불포화지방인 식물성기름으로 바꿔주면 지금보다 심장병 발생을 2분의 1이나 줄일 수 있다고 발표했습니다.[3] 트랜스지방이 나쁜 LDL 콜레스테롤을 높일 뿐 아니라 혈관을 청소하는 역할을 하는 좋은 HDL 콜레스테롤까지 낮춰 이중으로 혈관에 타격을 준다는 사실이 밝혀졌습니다. LDL 콜레스테롤을 높이는 포화지방을 대체하기 위해 트랜스지방을 만들었는데 참으로 아이러니한 일이 벌어진 겁니다. 게다가 트랜스지방이 인체에 쌓이면 유방암과 대장암 위험도도 높아지고 당뇨병이 발생할 확률도 올라갑니다. 그러므로 트랜스지방은 지방 중에서 최악의 지방이라 할 수 있습니다.

우리나라에서도 2000년대 초반부터 트랜스지방 섭취를 줄이기 위해 많은 노력을 기울여왔습니다. 그 결과 가공식품에 함유된 트랜스지방량은 많이 줄어들었습니다.

트랜스지방은 안 먹는 것이 답이지만 맛있는 음식에 들어 있는 경우가 너무 많아 완전히 끊기는 어렵습니다. 그래서 저는 트랜스지방을 먹지 말아야 할 음식이 아닌 최대한 적게 먹어야 하는 음식으로 분류합니다.

WHO와 한국영양학회 모두 하루 총에너지 섭취량의 1퍼센트인 2그램 정도를 트랜스지방 상한 섭취량으로 봅니다. 가공식품의 하단이나 뒷면의 영양성분표에 트랜스지방 함량이 표시되어 있습니다. 트랜스지방 함량이 0인 제품을 고르면 되는데 0이라고 표시되어 있어도 완벽하게 안전하진 않습니다. 현재 우리나라에서는 트랜스지방이 1회 섭취량당 0.2그램 미만이면 0으로 표시할 수 있기 때문입니다. 극단적인 예를 들어보자면 0.19그램의 트랜스지방이 함유된 제품도 0으로 표시됩니다. 그래서 가공식품을 많이 먹으면 무심결에 상한 섭취량을 초과할 수 있습니다.

즐겨 먹는 가공식품에
트랜스지방이 들어 있지 않은지 확인, 또 확인

대표적인 트랜스지방은 마가린과 쇼트닝입니다. 마가린의 트랜스지방이 심장병 발생의 원흉으로 지목되면서 최근에는 제조 방법을 바꾼 트랜스지방 제로 마가린도 판매되고 있습니다. 요즘은 일반 소비자가 마가린이나 쇼트닝을 사서 조리에 쓰는 경우는 거의 없지만 수많은 가공식품에는 이들이 사용됩니다. 그래서 트랜스지방을 줄이려면 가공식품을 최대한 피해야 합니다.

트랜스지방이 많이 함유된 가공식품으로는 비스킷, 쿠키, 케이크, 머핀, 도넛, 감자튀김, 전자레인지용 팝콘 등이 있습니다. 식용유로 튀기면 만든 후 조금만 시간이 지나도 눅눅해지기 때문에, 기름을 사용하는 가공식품은 보존 기간을 늘리고 맛을 향상시키기 위해 트랜스지방을 많이 씁니다.

가정에서 흔히 쓰는 식용유도 빛과 열, 공기에 노출되면 트랜스지방이 생깁니다. 또 기름을 고온 조리하면 트랜스지방이 생깁니다. 특히 튀김용 기름을 반복해서 쓰면 트랜스지방이 많이 생깁니다.

덜 부드럽고 덜 고소한 제품을 고르자

식용유는 작은 병으로 구입하자

트랜스지방을 최대한 적게 먹으려면 어떻게 해야 할까요?

- 가장 중요하지만 어려운 방법은 가공식품 섭취를 줄이고 자연식품 섭취를 늘리는 것입니다. 하지만 요즘 사람들은 가공식품을 피하기가 힘듭니다. 그래서 가공식품을 살 때는 영양성분표에서 트랜스지방이 적거나 없는 제품을 고릅니다.
- 빵은 덜 부드럽고 덜 고소한 제품을 고릅니다. 바게트처럼 딱딱한 빵이 페이스트리나 도넛처럼 부드럽고 기름진 빵보다 트랜스지방 함량이 낮습니다. '소비자시대 웹진(kca.go.kr)'에서는 영양성분을 의무적으로 표시해야 하는 대기업 프랜차이즈 베이커리 빵이 많은 사람들이 빵지 순례를 하는 소규모 맛집 빵보다 트랜스지방 함량이 낮다고 제시하고 있습니다. 영양성분 표시 제도의 순기능이라 할 수 있습니다.
- 과자류는 한 번에 1인분에 해당하는 1회 제공량만 먹습니다. 보통 30그램 정도입니다.
- 식용유는 무게당 가격이 조금 비싸더라도 작은 용량의

제품을 구입하여 빨리 소비합니다. 산패로 인한 트랜스
지방이 생기지 않도록 빛과 열을 피하고 밀봉하여 어두
운 곳에 둡니다.

- 식물성기름도 고온에서 조리하면 트랜스지방이 생깁니
다. 특히 볶거나 튀길 때 많이 생기기 때문에 볶음이나
튀김 요리를 줄입니다. 또한 기름은 반복 사용할수록 트
랜스지방이 증가합니다. 외식을 할 때, 특히 저렴한 식당
에서 먹는 튀김류는 기름을 반복 사용했을 가능성이 높
으니 주의하세요.

● 더 깊이 알아보기 ●
트랜스지방은 유제품과 고기에도 있다던데요?

소, 양, 염소 같은 반추동물의 위장에 살고 있는 세균은 섭취한 식물
을 분해해 트랜스지방을 만듭니다. 그래서 유제품과 소고기에는 트
랜스지방이 자연히 함유되어 있습니다. 천연 버터를 사도 영양성
분표를 보면 트랜스지방이 함유되어 있음을 확인할 수 있습니다.
하지만 천연 트랜스지방은 인공적으로 합성한 트랜스지방과는 구조
가 다릅니다. 그래서 섭취했을 때 합성 트랜스지방 같은 위험성을 가
지고 있지 않습니다. 하루 한두 개 이내의 유제품, 1회 60그램 정도

의 육류를 다른 단백질 음식인 닭고기, 생선, 해산물, 콩류 등과 바꿔

가며 먹으면 안전합니다.

○━ KEY POINT

트랜스지방은 식품의 수명은 늘리지만 사람의 수명은 줄입니다. 트랜스지
방을 최대한 적게 먹는 습관을 들이도록 노력합시다.

탄수화물

우리가 쓰는 에너지의 3분의 2 정도는 탄수화물로 채워집니다. 탄수화물은 하루 중 가장 많이 먹는 영양소이기 때문에 무엇을 골라서 얼마나 먹는가가 건강에 지대한 영향을 줍니다. 탄수화물 식품을 고를 때는 크게 두 가지를 신경 쓰면 됩니다. 첫째, 인슐린을 아껴 쓰는 탄수화물 식품을 고릅니다. 둘째, 당독소를 만들지 않는 탄수화물 식품을 고릅니다.

급격한 혈당 상승을 부르는 음식은
비만과 염증, 암 발생의 위험을 높인다

인류의 긴 역사에서 항시 먹을 것이 곁에 있었던 시기는 최근 50년 정도입니다. 이 기간을 제외한 대부분의 시간 동안 사람들은 다음 끼니를 언제 먹을 수 있을지 모르는 상황에서 생존을 위해 음식물로 들어온 에너지를 체지방으로 차곡차곡 쌓아 대비했습니다. 이것이 바로 음식물로 섭취된 칼로리를 근육, 간, 지방에 저장하는 인슐린의 가장 중요한 기능입니다.

그런데 지금은 먹을 것이 항상 넘쳐나는데도 인슐린은 가난했을 때의 습성을 버리지 못하고 있습니다. 그래서 우리가 뭔가를 먹기만 하면 그 에너지를 지방으로 바꾸어 여기저기 쌓아두는 골칫거리로 전락했지요.

인슐린은 아나볼릭 호르몬입니다. 아나볼릭 스테로이드 많이 들어보셨지요? 운동선수들이 체조직을 늘리기 위해 사용하는 불법 약제입니다. 마찬가지로 아나볼릭 호르몬인 인슐린도 체조직을 많아지게 합니다. 인슐린은 체조직 중에서도 특히 지방, 지방 중에서도 내장지방을 많이 축적시킵니다. 당분이 많은 음식을 즐겨 먹으면 인슐린이 다량 분비되어 날씬한 사람도 배만 볼록 나오게 됩니다.

혈당이 천천히 올라가는 식사를 하면 췌장은 올라간 혈당에 맞춰 딱 필요한 만큼만 인슐린을 분비합니다. 하지만 혈당이 급격하게 올라가는 식사를 하면 놀란 췌장이 일단 혈당 정상화를 위해 인슐린을 필요 이상 왕창 분비합니다. 왕창 분비된 인슐린이 혈당을 급격하게 떨어뜨리고 나면 남는 인슐린이 생깁니다. 그것이 체내 여기저기 체지방을 쌓고 염증을 증가시켜 혈관의 동맥경화를 촉진합니다. 과도하게 분비된 인슐린은 암세포를 키우기도 합니다.

인슐린을 아껴 쓰게 하는 식사가 바로 건강한 식사입니다. 남아도는 인슐린이 체지방을 축적시키고 염증을 일으키고 암

그림 1 혈당 변화에 따른 인슐린 변화

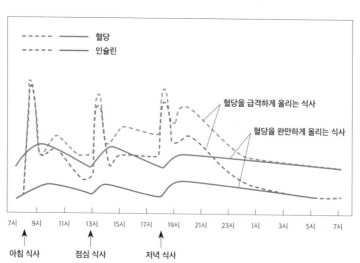

186

을 일으키지 않도록, 혈당 조절에 필요한 만큼만 인슐린을 분비시켜야 합니다. 그러려면 혈당이 천천히 조금씩 올라가는 탄수화물 식품을 골라 적정량 먹어야 합니다.

혈당이 높아져 당 독소가 생기면 빨리 늙는다

당화혈색소검사는 적혈구에 붙어 있는 당을 측정하는 검사입니다. 적혈구 수명이 90일에서 120일이기 때문에 검사 전 3개월간의 평균 혈당을 반영하지요.

혈당검사 결과가 잘 나오라고 병원 방문 전날 술을 안 마시고 안 하던 운동을 하고 음식을 가려 먹고, 즉 벼락치기를 하는 사람들이 가끔 있습니다. 하지만 당화혈색소검사는 이런 꼼수가 통하지 않습니다. 사흘을 쫄쫄 굶고 와도 공복혈당 수치를 정상 범위로 낮출 순 있어도 평균혈당을 의미하는 당화혈색소는 낮아지지 않습니다.

이런 벼락치기가 통하지 않는 이유는 뭘까요? 혈액 내 당이 많아지면 혈액이 끈적끈적해지고 그 당이 조직과 혈관의 단백질과 지방에 붙습니다. 한번 붙은 당은 단백질과 지방이 수명을 다할 때까지 절대 떨어지지 않습니다. 이렇게 당이 붙어 변형된 조직의 단백질과 지방을 최종당화산물advanced glycation endproducts, AGEs, 좀 더 쉬운 말로 당 독소라고 합니다.

독소라는 무서운 명칭을 붙인 이유는 이것이 얌전히 있지 않고 염증세포를 불러들이고 산화스트레스로 작용하면서 조직을 변성시켜 인체 노화를 앞당기기 때문입니다. 콜라겐에 당이 붙으면 콜라겐이 망가져 피부 노화가 빨라집니다. 혈관벽에 이미 LDL 콜레스테롤이 붙어 있는데 설상가상 당까지 붙어 당 독소가 생기면 산화와 염증 반응을 촉진하여 혈관이 두껍고 딱딱해집니다. 당뇨병으로 인한 눈과 신장, 신경 합병증도 당 독소가 그 원인입니다. 당은 혈관을 타고 온몸을 돌아다니기 때문에 당 독소는 전반적인 노화의 원인이 되기도 합니다.

당 독소를 예방하는 방법은 매우 간단합니다. 혈당이 매우 높은 순간을 만들지 않는 것입니다. 그러기 위해서는 혈당을 조금씩 천천히 올리는 탄수화물 식품을 선택해 적정량 섭취해야 합니다.

달달한 탄수화물 식품을 많이 먹으면
혈당 스파이크가 찾아온다

혈당이 매우 높아지는 순간을 혈당 스파이크라고 합니다. 정확한 기준은 없지만 혈당이 60~70mg/dℓ 이상 급격하게 올라가는 때를 가리킵니다.

혈당 스파이크와 당 독소를 만드는 음식이 바로 혈당을 급격하게 많이 올리는 탄수화물 식품입니다. 당분이 많이 든 달달한 음식, 쌀이나 밀을 도정한 후 가루로 만들었다가 다시 뭉쳐서 만든 빵, 떡, 국수, 라면, 과자, 케이크 같은 음식입니다. 쌀가루나 밀가루 음식에 당분까지 첨가한다면 혈당은 더욱 올라갑니다. 위장관이 해야 할 소화 과정을 미리 가공 단계에서 처리해버렸기 때문에 몸 안에서 매우 빠르게 소화 흡수되어 혈당을 급격하게 올리고 인슐린도 급격하게 분비시킵니다.

아침 대용 콘플레이크도 곡류를 가루로 만들어 압착하여 부드럽게 만든 음식이기 때문에 가공하지 않은 곡류보다 혈당을 빨리 많이 올립니다. 맛을 위해, 칼로리를 채우기 위해 대부분의 콘플레이크에는 당분도 다량 첨가됩니다.

이런 음식이 아니어도 모든 달달한 음료, 사탕, 초콜릿처럼 당분이 많이 들어간 음식은 소화 흡수가 빨라 혈당을 급격하게 상승시킵니다. 이 모든 음식은 최악의 산화 유발, 염증 유발, 노화 유발 식품입니다.

몸에 좋다는 꿀과 고구마, 과일도
많이 먹으면 혈당 수치를 높인다

당뇨와 고중성지방혈증으로 치료받는 부부가 어느 날 혈당과 중성지방 수치가 왕창 오른 채 찾아왔습니다. 보통 당뇨가 있을 때 공복혈당을 130mg/dℓ 이하로 조절하는 것이 목표인데, 두 사람 모두 공복혈당이 180mg/dℓ 근처까지 높아졌습니다. 중성지방은 150mg/dℓ 이하가 정상인데 남편은 500mg/dℓ, 아내는 800mg/dℓ까지 훌쩍 올라갔습니다.

도대체 무슨 일이 있었는지 물어보았더니 운동 습관과 식단 관리 모두 하던 그대로인데, 딱 하나가 달라져 있었습니다. 바로 식후 간식으로 하루에 두세 개씩 고구마를 먹었다고 했습니다. 이 고구마가 갑작스러운 혈당과 중성지방 상승의 원인이었습니다.

왜 이렇게 고구마를 많이 먹었냐고 물어보니 고구마가 당지수가 낮아 당뇨에 좋다고 방송에 나왔다는 겁니다. 그래서 하루에 한 개씩 먹기 시작했는데 너무 맛있어서 계속 먹게 되었다고 하시더군요.

실제로 고구마는 몸에 좋은 음식입니다. 식이섬유가 많아 당지수가 낮고 베타카로틴과 비타민C 같은 항산화 비타민도 풍부합니다. 하지만 달달한 만큼 탄수화물과 당분도 많습니다.

작은 고구마 한 개에는 흰쌀밥 3분의 2공기에 해당하는 탄수화물이 들어 있습니다. 그래서 고구마를 먹을 때는 밥을 걸러야 합니다.

고구마 같은 천연식품은 가공식품이 아니니 많이 먹어도 괜찮다고 생각하는 사람들이 있습니다. 그러나 천연식품도 달달하면 혈당을 많이 올립니다. 꿀, 고구마, 다량의 과일이 혈당 올라가는 줄 모르고 즐겨 먹는 천연식품의 대표적 예입니다.

달달하지 않아도 혈당을 왕창 올리는 음식

'달지 않은 음식 위주로 챙겨 먹어도 혈당이 올라가나요?' 이런 의문을 품는 사람들이 꽤 많습니다.

오래 씹으면 밥도 달아집니다. 침에 들어 있는 소화효소인 아밀라아제가 탄수화물을 분해해 당분으로 만들기 때문입니다. 달지 않아도, 설탕이나 액상과당이 들어 있지 않아도, 쌀가루나 밀가루 음식은 부드러워 소화관에서 금세 분해되어 당분이 됩니다. 그러면 혈당을 빨리 왕창 올리지요.

그러니 탄수화물 식품을 고를 때는 ① 달달한 당분이 첨가되었는지 ② 가공 단계를 통해 부드러워져서 소화관에서 빨리 당분으로 분해되는지를 따져봐야 합니다.

나는 탄수화물 중독일까?

빵, 떡, 국수, 라면, 과자, 케이크, 달달한 음료… 이것들이 건강에 좋다고 생각하면서 먹는 사람은 많지 않습니다. 대부분 유혹을 이기지 못해 먹지요. 굳게 결심하고 눈앞에 있어도 안 먹으면 그만이지만 그게 너무 어렵습니다. 오죽하면 탄수화물 중독이라는 말이 있겠습니까.

먹고 돌아서면 다시 뭔가 먹고 싶고 배가 부른데도 뭔가 허전한 느낌이 든다면 탄수화물 중독 또는 당 중독일 가능성이

표1 탄수화물 중독 체크리스트[4]

- □ 아침 먹은 날 오히려 배고프다.
- □ 단맛 나는 후식을 즐긴다.
- □ 스트레스를 받으면 먹고 싶다.
- □ 식사 후 졸리고 나른하다.
- □ 주 3회 이상 밀가루 음식을 먹는다.
- □ 잡곡밥보다는 흰쌀밥이 좋다.
- □ 작은 일에도 짜증이 난다.
- □ 가족 중에 비만인 사람이 있다.
- □ 습관적으로 야식을 먹는다.
- □ 배불리 먹어도 금방 배고프다.

있습니다. 이런 증상이 있다면 탄수화물 중독 체크리스트로 혹시 위험군에 해당하지 않는지 확인해볼 필요가 있습니다.

표 1은 많이 이용되는 탄수화물 중독 체크리스트 중 하나입니다. 몇 개나 해당되나요? 8개 이상이면 탄수화물 중독, 5~7개는 탄수화물 중독 위험 상태라 할 수 있습니다. 5개 이상이라면 전반적으로 식단을 점검해봐야 합니다.

빵, 떡, 과자에는 중독되어도
현미밥에는 중독되지 않는 이유

좋은 탄수화물은 중독을 일으키지 않지만 나쁜 탄수화물은 중독을 일으킵니다. 나쁜 탄수화물이 혈당을 높고 빠르게 상승시키면 쾌락 호르몬인 도파민이 분비되어 기분이 좋아집니다. 하지만 이 기분이 길게 가진 못합니다. 급격하게 높아진 혈당으로 인해 과다 분비된 인슐린이 혈당을 급격히 떨어뜨리기 때문입니다. 롤러코스터 같은 혈당의 급격한 변화는 인체에 엄청난 부담으로 작용하여 스트레스 호르몬과 교감신경계 호르몬을 분비시킵니다. 잠시 업되었던 기분이 심하게 다운됩니다. 기분을 되돌리려고 다시 혈당을 빠르게 올려줄 음식을 찾고, 이 과정에서 공복감, 힘 빠짐, 권태감도 느낍니다. 이런 흐름이 반복

그림 2 **탄수화물 중독의 악순환**

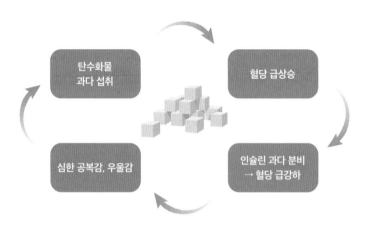

되면 더 달달한 음식을 더 많이 먹어야 만족하게 됩니다. 중독에 빠지는 과정입니다. 미국 로체스터대학교의 인지과학자 수전 피어스 톰슨Susan Pierce Thompson 교수는 "당은 코카인만큼이나 중독성이 강하다"라며 주의를 당부하기도 했습니다.

탄수화물 중독을 해결하는 특급 해결책,
사지 말고 두지 말자!

탄수화물 중독을 벗어나고 싶다면 행동수정요법 가운데 환경조절법을 시도해보면 좋습니다. 이름은 거창하지만 쉽게 설명하면 손이 닿는 곳에 나쁜 탄수화물 식품을 두지 않는 것입니다. 사지도 말고, 집 안에 두지도 않습니다. 냉장고를 열었을 때, 무심코 식탁을 보았을 때 눈에 띄면 먹고 싶어집니다. 일단 안 보이면 먹고 싶은 충동도 덜 생기고, 손에 닿지 않으면 귀찮아서라도 덜 먹게 됩니다.

제 당뇨 환자 중에 미용실을 운영하는 분이 계십니다. 미용실을 오가는 손님들이 고맙다며 들고 오는 빵과 과자 선물을 많이 받는 데다 손님이 몰릴 때면 식사할 시간이 없어 그 빵과 과자로 끼니를 대신한다고 했습니다. 그런데 밥을 제대로 먹지도 못하는데 점점 살이 찌고 힘이 빠져 진료받으러 오셨습니다.

이분께 저는 이런 조언을 드렸습니다. "손님이 들고 오시는 선물을 감사히 받으신 다음에 포장된 상태 그대로 근처 복지시설이나 필요한 주변 분들에게 나눠 드시라고 선물하면 어떠세요?" 저의 조언을 실천하고 나서 뱃살도 들어가고 혈당도 정상으로 회복된 데다 동네 인심까지 얻었다며 기뻐하셨습니다.

**좋은 탄수화물 섭취를 늘리기 위해
일단 밥부터 바꿔보자**

혈당 스파이크를 막고 인슐린 분비를 최소화하는 음식을

먹으면 불필요하게 쌓인 체지방을 줄이고 당 독소를 예방할 수 있습니다. 항산화, 항노화 음식인 셈이지요. 그렇다면 이런 좋은 탄수화물을 섭취하려면 뭘 먹어야 할까요?

탄수화물 식품에도 등급이 있습니다. 도정을 안 하거나 덜 한 곡류와 잡곡은 식이섬유가 많아 소화가 느립니다. 겨와 씨눈이 남아 있어 비타민과 무기질도 풍부합니다.

일단 밥부터 바꿔보세요. 부드러운 쌀밥을 갑자기 현미와 잡곡으로 바꾸면 힘듭니다. 처음에는 10퍼센트 정도만 현미와 잡곡을 취향껏 섞습니다. 적응되면 현미와 잡곡 비율을 조금씩 늘려가면 됩니다.

빵을 먹을 때는 흰빵보다는 통밀과 잡곡 빵으로 바꿔보세요. 과일은 껍질째 먹는 사과, 자두, 참외가 좋습니다. 과일 껍질은 곡류의 겉껍질, 겨와 같은 역할을 합니다. 아주아주 급할 때가 아니면 과일주스는 마시지 않는 편이 좋습니다.

표 2 탄수화물 등급

도정한 쌀가루 음식(쌀국수, 떡) < **흰쌀밥** < **현미와 잡곡**
도정한 밀가루 음식(국수, 흰빵) < **통밀빵**
열대 과일 < **온대 과일**
당분 첨가 주스 < **무가당 주스** < **과일** < **껍질째 먹는 과일**

외우기 어렵다면 좋은 탄수화물과 나쁜 탄수화물을 감별하는 쉬운 포인트를 알려드리겠습니다. 바로 씹는 횟수입니다. 씹지 않아도 된다면, 덜 씹어도 삼켜진다면 나쁜 탄수화물일 가능성이 높습니다.

당뇨가 없으면
혈당을 신경 쓰지 않아도 된다는 착각

여기까지 읽고 나서 나는 당뇨가 없으니까, 췌장이 튼튼하니까 마음 편히 먹어도 되지 않을까 하고 생각하는 사람들이 많을 겁니다. 이에 대한 답을 주는 연구가 2018년에 발표되었습니다. 매번 손가락을 찌르거나 정맥에서 채혈을 하지 않아도 피부에 부착해놓으면 혈당을 연속해서 측정하는 연속혈당측정기가 도입되면서 인체의 혈당 조절에 대한 인사이트가 빠른 속도로 쏟아지고 있습니다. 스탠퍼드대학교 연구팀이 연속혈당을 측정한 결과 정상인도 하루 중 15퍼센트의 시간에는 전당뇨 수준 혈당 수치가 나타나고 2퍼센트의 시간에는 당뇨 환자처럼 높은 혈당 수치가 나타난다고 보고했습니다.[5]

저도 당뇨와 전당뇨가 없는 20대 초반 아들에게 연속혈당측정기를 달았다가 깜짝 놀란 적이 있습니다. 젊고 튼튼한 아들아이도 콘플레이크나 유부초밥을 먹은 직후에는 혈당이 200mg/dℓ 언저리까지 올라갔습니다. 당뇨가 없어도 나쁜 탄수화물을 많이 먹으면 혈당과 인슐린이 과다해져 산화와 염증으로 인한 노화가 빨라집니다. 그러니 당뇨가 있든 없든 나쁜 탄수화물 섭취는 무조건 줄여야 합니다.

30년 넘게 환자들을 진료하면서 깨달은 것이 있습니다. 사람마다 평생 쓸 수 있는 인슐린의 양이 정해져 있기 때문에 평생 먹을 수 있는 탄수화물의 양도 정해져 있는 듯합니다. 부모가 튼튼한 대용량 췌장을 물려줬다면 탄수화물을 좀 더 많이 먹을 수 있지만, 가족 중에 당뇨 환자가 많다면, 그래서 상대적으로 약한 췌장을 물려받았다면 탄수화물을 많이 먹지 않아도 혈당 수치가 올라갑니다. 규칙적인 운동으로 혈당을 소비하면 탄수화물을 좀 더 많이 먹을 수 있습니다. 반면 술과 담배로 췌장을 괴롭힌다면 조금만 먹어도 혈당이 높아집니다.

---

o━ KEY POINT

탄수화물에도 급이 있습니다. 나쁜 탄수화물에 해당하는 흰쌀밥, 쌀가루, 밀가루 음식, 달달한 음식은 최대한 멀리하세요. 아예 집에 사두지 않는 방법을 강력히 권합니다. 반면 현미와 잡곡, 통밀을 활용한 음식, 껍질째 먹는 과일 같은 좋은 탄수화물을 챙겨 드세요.

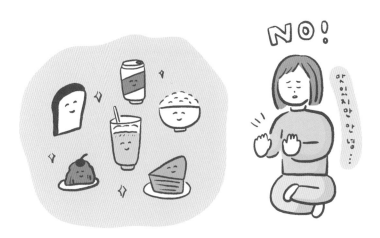

NO!

다이어트 안 함...

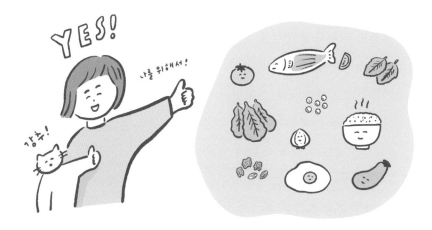

YES!

나를 위해서!

감추!

골라서 섭취

기름

영양학을 전공하는 친한 친구에게 평상시 궁금했던 어떤 기름에 대해 물었더니 '잘 모르겠다'라는 답이 돌아왔습니다. 영양학 석사과정 중인데 어떻게 모르냐고 반문했더니 수많은 영양소 가운데 가장 어려운 것이 지방이고 가장 어려운 음식이 기름이라고 했습니다. 그러면서 영양학을 공부하고 있어도 지방이나 기름을 전공한 사람이 아니면 잘 모른다고 하더군요.

전공자도 이런데 하물며 일반인은 어떻겠습니까. 그런데 들리는 정보가 너무 많아 문제입니다. 올리브유가 좋다고 했다가, 들기름이 좋다고 했다가, 식용유가 나쁘다고 했다가… 어느 장단에 춤을 춰야 할지 종잡기 어렵습니다.

필수지방산인 오메가3와 오메가6가 들어 있는
식물성기름을 잘 챙겨 먹자

복잡한 지방과 기름, 어떻게 골라 먹어야 하는지 명확하고 쉬운 팩트부터 정리해보겠습니다.

첫째, 트랜스지방은 먹지 않습니다. 자세한 내용은 4장 '[최대한 적게] 트랜스지방'(177쪽)을 참고하세요.

둘째, 포화지방은 줄여서 먹습니다. 포화지방은 LDL 콜레스테롤을 높이긴 해도 몸에 좋은 HDL 콜레스테롤도 동시에 약간 높이기 때문에 트랜스지방보다는 덜 나쁩니다. 육류는 기름이 적은 부위로, 가금류는 껍질을 제거하고, 유제품은 저지방이나 무지방으로, 버터는 한 조각 정도만 먹으면 됩니다. 좀 더 자세한 내용은 3장 '콜레스테롤'(147쪽)을 참고하세요.

셋째, 식물성기름을 챙겨 먹습니다. 식물성기름에는 우리 몸에서 만들어지지 않아 음식으로 보충해야 하는 오메가3와 오메가6 필수지방산이 들어 있습니다. 문제는 식물성기름은 종류가 매우 많은 데다 오메가3, 오메가6, 오메가9, 포화지방산 함유 비율이 제각각이라 복잡하게 느껴진다는 것입니다.

우리나라 가정집에서 주로 쓰는 식용유인 콩기름, 옥수수기름은 오메가6가 주로 들어 있습니다. 건강한 기름으로 각광받는 올리브유는 다중불포화지방산인 오메가9이 많이 함유되

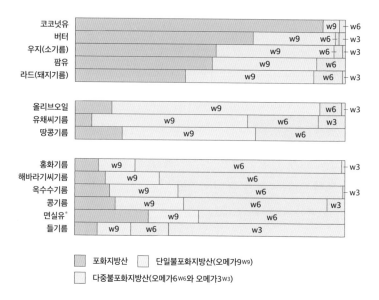

그림 3 **식용기름에 들어 있는 지방산 비율**

어 있습니다. 결론적으로, 식물성기름 종류가 많지만 코코넛
유와 팜유를 제외하고는 서로 차이가 그리 크지 않으므로 조리
목적과 선호도에 따라 골라 먹으면 됩니다.

한 가지 유의해야 할 점은 기름의 발연점입니다. 발연점
이란 기름에 열을 가했을 때 슬슬 연기가 피어오르기 시작하
는 온도로, 발연점을 넘어서면 기름이 분해되면서 암을 유발하

---

* 목화씨에서 짜낸 반건성유.

는 미세먼지가 발생합니다. 그래서 볶음과 튀김 같은 고온 조리를 할 때는 콩기름, 옥수수유, 카놀라유, 포도씨유, 아보카도유, 해바라기씨유, 정제(퓨어) 올리브유 같은 발연점이 높은 기름을 선택합니다. 샐러드나 무침처럼 가열을 하지 않는 요리를 만들 때는 참기름, 들기름, 엑스트라버진 올리브유 등 발연점이 낮은 기름이 좋습니다. 모든 음식을 맛나게 만드는 참기름도 가스레인지의 불을 끄고 첨가하는 편이 좋습니다.

몸에 좋은 기름도 과잉 섭취는 금물

넷째, 등푸른생선의 오메가3를 챙겨 먹습니다. 일주일에 두 토막 이상 등푸른생선을 먹으면 필수지방산인 오메가3가 보충됩니다. 오메가3는 부족하면 체내 염증이 증가하고 인체에서 만들어지지 않는 필수지방산이므로, 생선을 먹어서 챙겨줘야 합니다. 들기름과 잣기름에도 오메가3가 많이 함유되어 있지만 동물성식품인 생선에 들어 있는 오메가3보다 생체이용률이 낮습니다.

다섯째, 아무리 좋은 기름이어도 적정 섭취량이 있습니다. 탄수화물과 단백질이 그램당 4칼로리인 반면, 지방은 그램당 9칼로리로 조금만 먹어도 칼로리 과잉이 되기 쉽습니다. 기름한 숟가락의 칼로리가 밥 반 공기와 같습니다. 오메가3가 많은 들기름이 건강한 식품으로 소개되자 들기름을 하루에 서너 숟가락씩 먹는 경우가 생겼습니다. 오메가9이 많은 올리브유가 혈관을 보호한다고 소개되자 올리브유를 하루에 서너 숟가락씩 먹는 경우도 있습니다. 아무리 좋은 기름이라도 기름 자체는 음식이 아닙니다. 음식을 맛있게 먹기 위한 향신료일 뿐입니다. 향신료로 적정량 먹는 것이 가장 건강하게 기름을 먹는 방법입니다.

● 더 깊이 알아보기 ●
올리브유가 더 건강한 기름인가요?

올리브유와 아보카도유에는 오메가9이 많이 함유되어 있습니다. 오메가9은 오메가3나 오메가6 같은 필수지방산은 아니지만 섭취했을 때 HDL 콜레스테롤을 높이고 LDL 콜레스테롤을 낮춥니다. 그래서 올리브유와 아보카도유는 혈관 건강에 좋은 기름으로 알려져 있으며 대표적인 건강 식단인 지중해식 식단에 빠지지 않는 향신료입니다. 샐러드나 빵, 파스타를 먹을 때 첨가해 먹으면 건강에 도움이 되면서 음식의 풍미를 높여줍니다.

콩기름, 옥수수유 같은 식용유는 몸에 안 좋다던데요?

콩기름, 옥수수유는 가장 흔히 사용되는 식용유로 필수지방산인 오메가6가 많이 들어 있습니다. 하지만 필수영양소라도 과하면 독이 됩니다. 오메가6를 너무 많이 먹으면 염증을 억제하는 것이 아니라 유발합니다. 따라서 튀김처럼 기름을 많이 쓰는 음식이나 패스트푸드는 일주일에 한 번 이하로 먹는 편이 좋습니다.

집에서 식용유는 어둡고 시원한 곳에 마개를 잘 닫아 보관해야 합니다. 조리할 때도 불 옆에 두지 마세요. 개봉하자마자 산패가 진행되므로 개봉 후 한두 달 안에 먹을 수 있게 작은 병 구매를 추천합니다. 프라이팬에 부은 기름이 연기가 날 정도로 과열되었다면 조리를 멈추세요. 기름이 산화되어 발암물질이 생겼을 수 있습니다. 기존 프라이팬을 세척 후 쓰거나 다른 프라이팬을 꺼내서 사용합니다. 물론 불 조절을 잘하는 것이 가장 중요합니다.

०┅ KEY POINT

트랜스지방은 가능한 한 먹지 않습니다. 포화지방은 줄여서 먹습니다. 필수지방산이 들어 있는 식물성기름과 등푸른생선은 잘 챙겨서 먹습니다. 단, 몸에 좋은 기름도 과잉 섭취는 금물입니다.

적당량 섭취

과일

비타민C와 베타카로틴 같은 항산화비타민, 칼륨과 마그네슘 같은 무기질, 항산화 항노화 작용을 한다고 밝혀진 식물영양소 파이토케미컬, 동물성식품에서는 찾아볼 수 없는 식이섬유까지 과일에는 이 모든 것이 들어 있습니다. 반면 항상 적게 먹으라고 권유되는 콜레스테롤, 포화지방, 소금은 거의 들어 있지 않습니다. 그만큼 과일은 정말 좋은 음식입니다.

몸에 좋은 과일, 당분이 많다는 게 함정

우리는 항상 채소와 과일을 많이 먹어야 한다는 말을 듣습니다. 실제로 WHO 같은 국제기구에서는 하루 400그램의 채소와 과일을 섭취할 것을 권고합니다. '채소와 과일에 많은 식이섬유', '채소와 과일, 여성 건강 증진에 도움', '암 예방을 위한 채소와 과일 섭취법' 등 대부분의 매체에서 채소와 과일을 뭉뚱그려 많이 먹으라고 항상 추천합니다.

채소와 과일이 둘 다 좋다면 당연히 채소보다 과일에 손이 가는 것이 인지상정입니다. 웃는 얼굴로 채소를 먹어야 하는 이유를 구구절절 설명하며 사정해야 아이들이 겨우 채소를 먹는 반면, 과일은 씻어만 두면 알아서 찾아 먹곤 합니다. 당연하게도, 과일이 채소보다 더 달고 맛있기 때문입니다.

과일의 달달한 맛은 바로 과당, 포도당, 설탕 같은 당분 때문입니다. 그런데 당분이 많으면 칼로리도 같이 높아집니다.

표 3을 보면 알 수 있듯 열대 과일인 바나나, 파인애플, 망고는 당분의 제왕입니다. 100그램당 당분이 10그램이 넘습니다. 이 정도면 제가 절대로 먹으면 안 되는 음식으로 소개한 달달한 음료에 필적하는 양입니다. 게다가 열대 과일은 매우 부드러워 쉽게 먹고 많이 먹게 됩니다. 온대 과일이기는 하지만 가을마다 당뇨 환자들의 혈당을 올리는 주범인 연시 역시 부드

표 3 과일의 칼로리와 당분 함량(100그램당)[6]

	칼로리	당분(g)		칼로리	당분(g)
사과(부사)	56	11.1	천도복숭아	32	4.7
사과주스	42	10.0	오렌지	47	9.2
바나나	84	14.6	오렌지주스	34	6.5
블루베리	43	5.8	복숭아	49	9.5
포도	57	11.9	배	46	9.8
포도주스	47	10.9	연시	65	12.3
키위	66	6.7	파인애플	53	10.3
참외	47	9.1	딸기	34	6.1
망고	61	13.6	귤	39	8.0
머스크멜론	40	8.3	수박	31	5.1

럽고 당분이 매우 많은 과일입니다. 반면 베리류와 키위는 당분이 적습니다.

과일의 당분은 가공식품의 당분보다 건강할까요? 과일의 당분도 가공식품의 당분과 똑같이 많이 먹으면 허리둘레를 늘리고 혈당과 중성지방을 높입니다. 게다가 요산 수치를 높이기도 합니다.

그렇다고 과일의 당분과 가공식품의 당분을 같은 반열에

놓을 수는 없습니다. 가공식품의 당분은 건강에 나쁜 친구들인 염분이나 밀가루, 지방 같은 영양소와 같이 다닙니다. 반면 과일의 당분은 항산화비타민, 무기질, 파이토케미컬, 식이섬유 등 좋은 친구들과 같이 다닙니다.

당분의 섭취 권고량은 하루 50그램 이내입니다. 당분을 먹어야 한다면 당연히 나쁜 영양소 친구들을 가진 가공식품보다는 좋은 영양소 친구들을 가진 과일의 당분으로 섭취하는 편이 낫습니다.

과일은 한 개, 두 개 단위가 아니라
한 조각, 두 조각 단위로 먹자

과일에도 적절한 섭취량이 있습니다. 바로 하루 한두 접시입니다.

그림 4에는 한 접시의 과일이 어느 정도 양인지 나와 있습니다. 과일 한 접시는 50칼로리입니다. 그런데 한 접시 양이 생각보다 적습니다. 사과는 세 조각, 배는 두 조각, 귤은 중간 크기로 하나 반, 바나나는 중간 크기로 3분의 2개에 해당하는 양입니다. 체구가 작거나 나이가 많아서 일일 섭취 칼로리가 적은 사람들은 하루 한 접시, 체구가 크거나 젊어서 일일 섭취 칼

그림 4 **과일 1회 한 접시 분량(50칼로리)**[7]

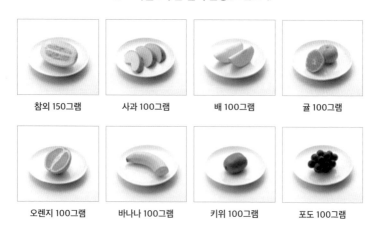

참외 150그램 사과 100그램 배 100그램 귤 100그램

오렌지 100그램 바나나 100그램 키위 100그램 포도 100그램

로리가 높은 사람들은 하루 두 접시입니다. 고급 식당에서 후식으로 제공되는 커다란 접시에 올려진 과일 한두 조각이 적정량인 셈입니다. 과일 애호가 입장에서는 서운할 만큼 적은 양입니다. 이 정도 양은 간에 기별도 안 간다고 항의하는 사람들도 본 적 있습니다만, 간에 기별도 가지 않을 정도가 적절한 양입니다.

아주 드물게 과일을 양껏 먹어도 괜찮은 사람들이 있습니다. 첫째, 체중이 늘거나 배가 나올 걱정이 없는 경우. 둘째, 혈당이 완전히 정상인 경우. 셋째, 중성지방과 요산 수치가 지극히 정상인 경우.

그런데 이런 사람들이 많지 않습니다. 그래서 대부분은 과일을 한 개, 두 개 단위가 아니라 한 조각, 두 조각 단위로 먹어야 합니다. 또 식후 디저트보다는 식사와 식사 사이에 간식으로 먹는 편이 좋습니다.

과일을 먹는 최악의 방법

과일을 먹는 최악의 방법은, 첫째, 껍질을 벗기고 먹는 것입니다. 쌀도 겨 부분에 영양소가 풍부하고 흰쌀 부분에는 탄수화물과 칼로리만 들어 있듯, 과일도 과육보다는 거친 껍질 부분에 항산화영양소, 무기질, 식이섬유가 많습니다. 껍질을 벗기고 과육만 먹으면 과일의 장점을 절반 이상 포기하는 셈입니다.

둘째, 갈아서 주스로 마시는 방법입니다. 과일을 씹는 과정 없이 후루룩 마셔버리면 혈당이 급격하게 올라갑니다. 게다가 착즙 과정에서 식이섬유가 제거되어 혈당이 더욱 빠르게 높아집니다. 정말 시간이 없다면 착즙주스 형태가 아니라 갈아서 통째로 마시는 편을 권유드립니다.

셋째, 설탕이나 액상과당을 추가해서 먹는 방법입니다. 과일을 간 다음 액상과당을 첨가하여 더 달달하게 먹거나, 과일에 설탕을 뿌려 먹는 경우가 꽤 흔합니다. 이 정도면 과일을 먹는다고 하기보다는 건강한 과일을 빙자한 건강하지 못한 당분을 먹는 것에 가깝습니다. 대부분의 시판 과일주스에는 당분이 추가되어 있으니 참고하세요.

세 살 입맛이 여든까지 갑니다. 아이를 키우는 집에서는 냉장고에 가공주스를 두지 않는 것이 좋습니다. 같은 이유로 당분에 절인 마른 과일류도 엄격한 의미로 과일이라고 하기는 어렵습니다. 샐러드나 빵, 떡, 술안주, 견과류 팩에 든 건포도나 베리류가 대표적인 당분에 절인 과일입니다.

당도가 낮은 껍질째 과일을 매일 조금씩 챙겨 먹자

열대 과일보다는 온대 과일인 사과, 배, 참외, 자두, 살구가 식이섬유가 풍부하고 당도가 낮아 건강에 좋습니다. 키위와 베리류도 당도가 낮고 항산화영양소가 많아 추천할 만한 선택지입니다. 하지만 가끔은 망고나 바나나를 먹고 싶을 때도 있지요. 이때는 한 접시 분량을 지켜서 먹으면 됩니다. 바나나를 기준으로 생각하면, 좀 서운할 수도 있겠지만 3분의 2개를 먹으면 됩니다.

저는 개인적으로 껍질째 먹는 사과 반 개를 가장 많이 권유합니다. 사계절 모두 마트나 시장에서 쉽게 살 수 있기 때문입니다. 여름이면 참외나 자두도 좋습니다. 작은 참외를 고르면 껍질이 얇아서 통째로 먹기 괜찮습니다. 그러니 이제부터 웬만한 과일은 과일 전용 세제로 빡빡 씻어서 껍질째 먹읍시다!

과일을 너무 좋아해서 양껏 먹을 수 있으면 좋겠다고 항의하는(?) 사람들도 있습니다. 입이 심심할 때 주로 과일을 먹어왔다면 과일 대신 채소 스틱을 먹어봅니다. 당근, 오이, 파프리카, 파슬리 같은 채소로 과일을 대신하는 겁니다. 채소는 당분이 적어 칼로리가 과일의 3분의 1에서 2분의 1 정도입니다.

o⟲ KEY POINT

달달한 음식 중에서 가장 건강한 식품이 과일입니다. 한 개, 두 개가 아니라 한 조각, 두 조각 단위로 챙겨 드세요. 후식보다는 간식으로 드시는 편이 좋습니다.

김치

김치는 소금에 절인 배추에 무, 파, 고추, 마늘, 생강, 젓갈 같은 다양한 부재료를 넣어 발효시켜서 만듭니다. 외국에도 발효식품이 많지만 김치는 배추, 무, 파와 같은 식물성식품인 채소에 젓갈 같은 동물성식품을 같이 발효시켰다는 점에서 독보적입니다. 한국의 김치는 스페인의 올리브유, 인도의 렌틸콩, 일본의 콩 요리, 그리스의 요거트와 함께 세계적으로 손에 꼽히는 건강식품입니다. 2002년 사스가 유행하던 시기에는 해외 언론이 한국인의 감염률이 낮은 이유로 김치 섭취를 거론하기도 했습니다.

김치를 매일매일 잘 챙겨 먹으면
유산균 영양제를 따로 먹지 않아도 된다

김치는 100그램당 20~30칼로리로 칼로리가 낮고, 식이섬유와 비타민A, 비타민B, 비타민C, 칼슘과 인 같은 무기질이 풍부합니다. 무엇보다 발효 과정에서 폭발적으로 늘어나는 유산균의 보고라는 점에서 탁월한 음식입니다.

김치를 담근 직후엔 그램당 1만 마리 정도였던 김치 유산균이 숙성시키면 그램당 1억 마리로 증가합니다. 하루 평균 김치 섭취량이 100그램 정도이니 잘 숙성된 김치로 섭취하는 유산균 수는 하루 100억 마리에 이릅니다. 유산균 영양제에 함유된 수와 맞먹는 양입니다. 김치를 잘 챙겨 먹으면 유산균 영양제를 먹는 것과 효과가 같습니다. 아삭거리는 단계를 지나 김치가 시어가면 유산균 수는 다시 줄어듭니다. 그래서 묵은지의 유산균 수는 그램당 200만 마리 정도입니다.

유산균의 보고라는 장점 때문에 김치의 다양한 효능이 제시되고 있습니다. 항산화 항노화 식품으로 소개되는 한편 콜레스테롤을 감소시키고 면역 기능을 증진한다는 주장도 나옵니다. 다이어트할 때 김치를 먹는다는 이야기도 간간이 들립니다.

김치 섭취에 완급 조절이 필요한 이유

그러나 김치에는 치명적 단점도 있습니다. 김치는 짭니다. 채소를 소금에 절여 발효하기 때문입니다. 김치의 염도는 2퍼센트 정도입니다. 짠맛 때문에 줄여 먹기가 권유되는 찌개와 국의 염도가 1퍼센트 전후임을 감안하면 김치는 한국인이 일상생활에서 섭취하는 음식 가운데 가장 짠 음식 중 하나입니다. 물론 더 짠 음식도 있습니다. 멸치볶음은 4퍼센트가 넘고 젓갈은 거의 10퍼센트나 됩니다. 하지만 멸치볶음과 젓갈은 매일 매 끼니 먹지 않는 반면 김치는 거의 매일 매 끼니 먹기 때문에 한국인의 염분 과다 섭취의 주요한 원인이 됩니다.

그래서 김치를 덜 짜게 담가야 합니다. 김치를 사서 먹는다면 저염 김치를 선택해보아도 좋겠습니다. 특히 김치 국물이 짜기 때문에 국물은 가능한 한 적게 먹어야 합니다. 물김치도

그림 5 **김치 1회 한 접시 분량(15칼로리)**[8]

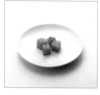
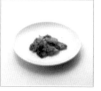

깍두기 40그램   배추김치 40그램

건더기 위주로 드세요.

그리고 푹 익어서 신 김치보다는 적당히 익은 김치가 유산균이 많으므로 김치를 조금씩 담그거나 사는 것을 추천합니다.

김치의 여러 효능이 거론되지만 무작정 많이 먹어서는 안 되고 적정 섭취량이 있습니다. 바로 한 접시 40그램 기준으로 하루 두세 접시입니다. 그림 5를 참고해주세요.

○— **KEY POINT**

김치는 전 세계적인 발효식품으로 유산균이 풍부하다는 점에서 탁월합니다. 하지만 염도 때문에 염분 과다 섭취의 원인이 될 수 있으니 적절한 양을 먹도록 주의해야 합니다.

반드시 챙기기
단백질

단백질을 뜻하는 영어 protein은 '가장 중요한'을 의미하는 그리스어 proteios에서 유래한 단어입니다. 단백질은 그야말로 이름값을 하는 중요한 영양소로 생존을 위해 꼭 챙겨 먹어야 하는 영양소입니다.

단백질 없이는 사람도 없다

단백질의 가장 중요한 기능은 인체를 구성하는 원료라는 점입니다. 인체의 3분의 2를 구성하는 물을 제외한 나머지의 대부분은 단백질입니다. 피부와 머리카락, 손발톱, 근육, 뼈뿐만 아니라 오장육부까지 대부분 단백질입니다.

우리가 섭취하는 칼로리의 60~70퍼센트는 탄수화물에서 얻지만, 탄수화물은 자동차의 연료 같은 역할을 합니다. 연료로 자동차를 만들지 못하듯, 탄수화물로 인체를 만들지 못합니다. 우리가 누군가를 보고 있다면 탄수화물이나 지방이 아니라 그 사람 고유의 단백질을 보고 있다고 해도 과언이 아닙니다.

또한 단백질은 코로나19 팬데믹 이후 더욱 중요해진 항체와 면역세포의 구성성분이고, 인슐린 같은 호르몬과 효소, 세로토닌이나 멜라토닌 같은 신경전달물질의 구성성분입니다. 단백질은 체내에서 영양소와 생리활성물질의 운반과 저장도 담당합니다.

단백질이 부족하면 머리카락이 잘 빠지고
손톱과 발톱이 약해진다

젊은 사람은 식사량만 줄여도 몸무게가 잘 빠집니다. 예쁜 20대 여대생이 머리카락이 빠진다며 병원을 찾았습니다. 하루 한 끼를 먹고 10킬로그램을 감량했는데 그 후 머리를 감을 때마다 머리카락이 한 움큼씩 빠진다고 했습니다. 육안으로 보기에도 모발이 듬성듬성하고 특히 가르마 부위가 휑했습니다. 결식으로 칼로리가 줄어들면서 단백질 섭취도 함께 줄어들어 생긴 증상이었습니다.

머리카락은 케라틴이라는 단백질로 이루어져 있습니다. 다이어트 중 단백질이 부족하면 탈모가 생기거나 손발톱이 잘 부서집니다. 출산 후 탈모도 같은 원인으로 나타납니다. 칼로리 섭취를 줄이더라도 단백질을 충분히 보충해주었다면 생기지 않았을 부작용입니다.

급격한 체중 감량 후 단백질 결핍으로 인한 면역 저하로 결핵이 재발하거나 폐렴이 생기는 경우도 있습니다. 상처가 생겨도 잘 낫지 않습니다. 단백질이 부족하면 아동청소년기에는 성장 발달이 느려지고, 성인과 노인은 근육 감소가 빠르게 나타납니다.

**60킬로그램 성인 기준 적절한 단백질 섭취량,
하루 60그램**

단백질의 권장섭취량은 체중 1킬로그램당 하루 0.91그램입니다. 계산을 쉽게 하기 위해 대략 체중 1킬로그램당 1그램으로 치면 60킬로그램 성인의 경우 하루 60그램이 필요합니다. 그런데 이 60그램은 의외로 챙겨 먹기 쉬운 양이 아닙니다.

하루 이틀 챙기기는 쉬울지 모르나 평생을 꾸준히 하기란 결코 쉽지 않습니다. 그래서 청년과 중년층은 세 명 중 한 명이, 노년층은 두 명 중 한 명이 단백질 섭취가 부족합니다.

단백질 섭취량을 챙기려면 우리가 자주 먹는 식품에 단백질이 얼마나 들어 있는지 알아둬야 하겠지요. 숫자가 나오면 머리 아프기는 하지만 숫자 몇 개 정도는 외우기를 추천합니다.

소고기, 돼지고기, 닭고기 같은 육류는 대략 20퍼센트가 단백질입니다. 닭가슴살 100그램을 먹고는 단백질 100그램을 먹었다고 여기는 사람도 간혹 있는데 먹은 닭가슴살의 20퍼센트만 단백질이므로 단백질 20그램을 섭취한 셈입니다. 생선도 20퍼센트가 단백질입니다. 해산물 가운데 새우와 오징어는 거의 20퍼센트, 조개는 10~15퍼센트가 단백질입니다. 견과류도 20퍼센트가 단백질입니다.

반면 콩류는 콩의 종류에 따라 단백질 함량이 10~40퍼센트로 차이가 큽니다. 서리태나 대두는 40퍼센트가 단백질인 반면, 주로 밥에 넣어 먹는 완두콩은 단백질 함량이 5~10퍼센트입니다. 달걀과 두부는 10퍼센트가 단백질입니다. 우유와 요거트는 액체이기 때문에 대략 5퍼센트, 우유를 굳혀 만든 치즈는 20퍼센트 정도가 단백질입니다.

그림 6 **식품의 단백질 함량**

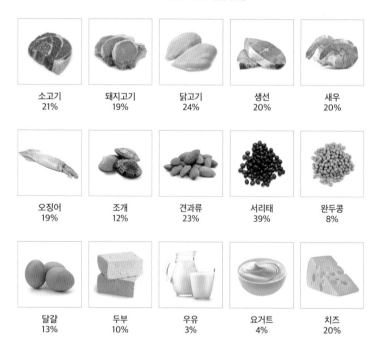

소고기 21%	돼지고기 19%	닭고기 24%	생선 20%	새우 20%
오징어 19%	조개 12%	견과류 23%	서리태 39%	완두콩 8%
달걀 13%	두부 10%	우유 3%	요거트 4%	치즈 20%

매 끼니 단백질 식품을 챙겨 먹어야
하루 필요량이 채워진다

그렇다면 단백질을 잘 챙겨 먹으려면 어떻게 해야 할까요?
먼저 매끼 단백질 식품을 먹습니다. 단백질 함량 20퍼센트
인 소나 돼지의 살코기, 닭고기, 생선, 해산물을 60그램 먹으면
됩니다. 단백질 함량이 10퍼센트인 두부를 먹는다면 120그램,

즉 3분의 1모 정도를 먹습니다. 살코기를 60그램 먹으면 단백질 12그램을 섭취하게 됩니다. 아침 점심 저녁 세 번 먹으니 단백질 식품으로 섭취되는 단백질 양은 36그램이 됩니다. 하루 필요량 60그램에서 아직 24그램이 부족합니다.

다행히 쌀에도 단백질이 들어 있고 채소에도 단백질이 들어 있습니다. 쌀은 7~8퍼센트가 단백질이고 채소는 1~3퍼센트가 단백질입니다. 한국인은 하루 평균 200그램의 쌀을 먹습니다. 그러니 세끼 밥과 채소 반찬으로 섭취되는 단백질이 하루 16~20그램 정도인 셈입니다. 여기까지 먹었다면 52~56그램은 채운 상태입니다.

마지막으로 남은 4~8그램은 단백질 간식으로 채웁니다. 우유나 요거트, 슬라이스치즈 두 장 가운데 하나를 먹습니다. 체중 걱정을 안 하는 사람이라면 견과류 한 줌도 괜찮습니다.

이렇게 먹어야 하루에 필요한 단백질 60그램이 채워집니다. 하루 이틀은 지키기 쉽지만 평생 매일 채워 먹기란 절대 쉽지 않습니다. 그래서 가장 부족하기 쉽고, 더욱 신경 써서 챙겨 먹어야 하는 영양소가 바로 단백질입니다.

다이어트를 하고 있다면, 질병 치료 중이라면
단백질 섭취에 더욱 신경 써야 한다

단백질을 더 많이 먹어야 하는 사람들도 많습니다.

첫 번째는 질병을 앓고 있는 사람입니다. 질병에 맞서 면역체계를 가동하고 손상을 치유하려면 평상시보다 더 많은 단백질이 필요합니다. 중환자실에 입원했거나 수술 후 회복기라면 체중당 1.2~1.5그램의 단백질이 필요합니다. 중증도가 높은 환자는 체중당 2그램까지 필요한 경우도 있습니다.

인체의 화학공장인 간은 우리 몸에서 필요로 하는 단백질을 만듭니다. 간 기능이 떨어져 있는 만성 간질환자는 간에서 못 만드는 만큼 더 많은 단백질(체중당 1.2~1.5그램)이 필요합니다. 만성 신장병으로 신장 기능이 50퍼센트 이상 저하된 환자는 체중당 0.6~0.8그램으로 단백질 섭취량을 줄여야 하지만, 투석을 시작하면 투석액으로 단백질이 빠져나가기 때문에 단백질 섭취량을 늘려야 합니다(체중당 1.5그램).

건강한 사람도 나이가 들면 단백질 흡수율과 생체이용률이 떨어지기 때문에 단백질 필요량이 높아집니다. 한국노인학회와 한국영양학회는 노인은 최소한 체중당 단백질 1.2그램을 섭취하라고 권장합니다.

다이어트로 칼로리 섭취가 줄어들면 우리 몸은 부족한 칼

표 4 단백질이 더 필요한 사람들을 위한 권장량

안정 시		체중당 0.8~1.0그램
수술 후		체중당 1.5그램
중환자		체중당 1.2~2.0그램
만성 신장병	투석 전	체중당 0.6~0.8그램
	투석 중	체중당 1.5(1.0~2.5)그램
만성 간질환	간경화	체중당 1.2~1.5그램
	간성뇌증	체중당 0.8~1.2그램
노인		체중당 1.2그램 이상
다이어트 중		체중당 1.5그램

로리를 만들기 위해 근육단백질을 분해해 포도당으로 만들어 땔감으로 사용합니다. 근육단백질의 분해를 막으려면 평상시 보다 50퍼센트 더 많은, 체중당 1.5그램의 단백질을 섭취해주 어야 근육 감소로 생기는 요요현상을 피할 수 있습니다.

단백질파우더에 의존하지 말자

단백질 섭취의 기본은 음식

여기까지 읽고 난 후, 단백질을 챙겨야겠다는 의욕이 끓어 올라 인터넷에서 단백질파우더를 검색하고 계시진 않은가요?

단백질파우더는 단백질을 보충하기 위한 가장 손쉬운 방법이긴 합니다. 하지만 너무 쉬운 선택지는 답이 아닌 경우가 많습니다. 살코기를 먹을 때는 단백질만 섭취하는 것이 아니고 오메가3 같은 좋은 지방, 비타민B 같은 비타민, 철분이나 아연 같은 무기질도 같이 섭취합니다. 또 음식을 씹는 과정에서 생기는 두뇌 자극은 인지 기능 유지에 도움이 됩니다. 단백질파우더는 도저히 음식으로는 단백질 필요량을 채우기 어려운 사람을 위해 남겨두는 최후의 선택지입니다. 영양소는 음식으로 채우는 것이 전 세계 의사와 영양학자가 모두 동의하는 가장 좋은 방법입니다.

그렇다면 음식으로 단백질 섭취를 늘리려면 어떻게 해야 할까요? 꿀팁을 알려드리겠습니다.

• 쌀을 바꿉니다.

한국인이 가장 자주 먹는 음식이 밥입니다. 자주 먹고 많이 먹는 음식을 바꾸면 적게 먹고 드물게 먹는 음식을 바꾸는 것보다 효과가 큽니다. 흰쌀과 밀가루 음식을 현미, 잡곡, 통곡물, 콩류로 바꾸면 단백질 섭취를 늘릴 수 있습니다. 식이섬유 섭취가 늘어나는 부가효과도 누릴 수 있습니다.

• 매 끼니 단백질 반찬을 달걀 크기만큼 먹습니다.

살코기, 껍질 없는 닭고기, 생선, 해산물(오징어, 새우, 조개 등), 두부와 콩, 달걀을 바꿔가며 먹습니다. 이것저것 다 없을 때에는 달걀프라이 하나를 먹어도 좋습니다. 어떤 식품도 하나만으론 완벽하지 않기 때문에 바꾸어가면서 먹는 편이 좋습니다. 치아가 좋지 않다면 햄, 소시지 같은 육가공 식품도 좋은 대안입니다. 단, 일주일에 한두 번 이내로 제한하세요.

• 국은 건더기 위주로 먹습니다.

국물로 영양소가 다 빠져나가지 않나 하는 걱정이 들 수도 있겠습니다만, 물에 녹지 않는 영양소가 더 많습니다. 국을 건더기 위주로 먹으면 고깃국의 경우 삶은 고기를, 북엇국의 경우 부들부들해진 북어와 채소를 먹을 수 있는 좋은 방법이 됩니다. 게다가 국물을 통한 과다한 염분 섭취도 줄일 수 있습니다. 저는 개인적으로 슴슴하게 끓인 된장국에 들어간 두부를 건져 먹는 방법을 추천합니다.

• 유제품이나 견과류 간식을 먹습니다.

간식 본연의 목적인 부족한 영양소를 보충하고 출출한 위장관을 채운다는 의미에서 소화가 매우 빠른 탄수화물 간식보다는 오랫동안 배부르면서 단백질과 좋은 지방을 얻을 수 있는 우유, 요거트 같은 유제품이나 손으로 가볍게 잡을 수 있는 분량의 견과류가 좋은 대안입니다.

● 더 깊이 알아보기 ●
단백질을 많이 먹으면 신장이 나빠지나요?

단백질이 몸속에서 분해되는 과정에서 요소 같은 독소가 생깁니다. 단백질 찌꺼기인 요소는 신장에서 배설됩니다. 단백질을 권장섭취량의 두세 배 이상 섭취하면 신장에 부담을 주어 기능이 떨어질 수 있습니다. 하지만 이렇게 많이 먹을 수 있는 사람도 드물고 이렇게 많이 먹는 경우도 드물기 때문에 일상적인 섭취량에서는 문제 되지 않습니다.

● 더 깊이 알아보기 ●
평소에 조금씩 챙겨 먹기 어려우니
한꺼번에 많이 먹으면 안 되나요?

웬수 같은 지방은 저장이 잘되는 영양소입니다. 지방 자체가 에너지를 저장하기 위한 신이 내린 방법이기 때문입니다. 하지만 단백질은

저장이 안 되어 그때그때 먹어주어야 하는 대표적인 영양소입니다. 일주일 내내 라면, 김밥, 떡볶이 같은 탄수화물만 먹다가 주말에 등심 300그램을 먹어도 일주일 동안 부족했던 단백질이 보충되진 않습니다. 등심 300그램 가운데 60그램만 단백질로 쓰이고 나머지는 지방으로 바뀌어 체지방으로 쌓입니다.

● 더 깊이 알아보기 ●
식물성단백질이 동물성단백질보다 더 좋은가요?

미국이나 영국, 유럽에서는 단백질의 3분의 2를 동물성식품으로 섭취합니다. 영양에 관한 많은 연구들이 서구에서 발표되기 때문에 동물성단백질 섭취의 위해성이 많이 기사화되고, 식물성단백질 섭취량을 늘려야 한다는 의견들이 제시됩니다. 그러나 우리나라의 경우 동물성단백질 섭취가 2분의 1 정도이고 노인층에서는 3분의 1로 낮습니다. 무조건 식물성단백질이 더 좋다기보다는, 동물성단백질 섭취가 많은 사람은 동물성을 줄이고 식물성을 늘리는 편이 좋고, 대부분의 단백질을 식물성으로 섭취하는 사람은 살코기, 생선, 해산물 같은 동물성 섭취를 늘려야 합니다. 동물성식품이 지방, 포화지방, 콜레스테롤 때문에 비난의 대상이 되고 있지만, 단백질 기준으로는 식물성식품보다 더 양질의 단백질을 제공합니다.

● 더 깊이 알아보기 ●

단백질을 먹으면 살찌지 않나요?

살찌는 이유는 칼로리 섭취량이 칼로리 소비량보다 많기 때문입니다. 뭐든 많이 먹으면 살이 찌고 적게 먹으면 살이 빠집니다. 단백질은 소화가 느리고 소화에 많은 에너지가 소모되는 영양소라 많이 먹기 어렵습니다. 또한 기초대사율을 좌우하는 근육량을 결정하는 영양소이기 때문에 지방이 많은 갈빗살, 등심 같은 식품을 골라 먹지 않는 이상 단백질을 많이 먹고 살찌기란 쉽지 않습니다. 탄수화물, 지방, 단백질 가운데 가장 날씬한 영양소가 단백질이라고 할 수 있습니다. 동물의 세계를 보아도 육식동물이 초식동물보다 날씬합니다.

○┅ KEY POINT

단백질은 인체를 구성하는 원료가 되는 매우 중요한 영양소입니다. 매끼 단백질 식품을 달걀 크기만큼 챙겨 드세요. 간식도 단백질 간식이 좋습니다.

반드시 챙기기
등푸른생선

제가 어렸을 때만 해도 얼굴에 버짐이 핀 친구들이 많았습니다. 얼굴에 하얗게 피어난 각질을 보는 일이 다반사여서 대수롭지 않았습니다만, 요즘엔 얼굴에 버짐 핀 사람을 만나기 힘듭니다.

정월대보름 하면 생각나는 '부럼'에는 두 가지 뜻이 있습니다. 호두, 땅콩, 잣처럼 껍데기가 딱딱한 견과류를 부를 때 부럼이라 하고, 피부 부스럼의 준말도 부럼입니다. 정월대보름에 부럼을 소리 나게 깨물면서 '부럼아, 물러가라!'라고 외친 덕분일까요? 이상하게도 얼굴 버짐은 정월대보름이 지나면 사라졌고 언제 그랬냐는 듯 맨들맨들한 피부가 되었습니다.

필수지방산인 오메가3는 등푸른생선으로 직접 섭취하자

부럼은 음식이 치료제로 쓰인 대표적인 경우라 할 수 있습니다. 견과류에 들어 있는 오메가3와 오메가6 같은 필수지방산이 필수지방산 결핍으로 인한 피부 염증을 치료해주었기 때문입니다.

필수지방산이 부족하면 피부와 점막이 약해져 피부 탄력이 떨어지고 건조해지면서 피부염이 잘 생깁니다. 상처가 생겨도 잘 낫지 않습니다. 1년 내내 기름기 있는 음식 먹을 일이 드물었던 옛날에는 필수지방산 결핍이 많았습니다. 필수지방산이 부족하면 성장, 발육이 부진해지고 면역력 저하로 설사나 감염성질환도 쉽게 생깁니다.

필수지방산 가운데 하나인 오메가6는 콩기름, 옥수수유, 면실유와 같이 가정이나 식당에서 흔히 쓰는 식용유에 충분히 들어 있습니다. 평소 자주 먹게 되기 때문에 부족해지는 일이 거의 없습니다. 반면 오메가3가 풍부한 식품은 많지 않습니다. 기름으로는 들기름, 카놀라유인 유채씨기름, 아마기름, 견과류로는 호두, 동물성식품인 등푸른생선 정도입니다.

식물성식품의 오메가3는 알파리놀렌산이고 동물성식품의 오메가3는 DHAdocosahexaenoic acid, EPAeicosapentaenoic acid입니다. 식물성식품의 오메가3인 알파리놀렌산은 심혈관계 보호

표 5 식물성식품과 동물성식품의 오메가3

식물성 오메가3	알파리놀렌산	들기름, 카놀라유인 유채씨기름, 아마씨기름, 호두
동물성 오메가3	DHA, EPA	등푸른생선

효과를 보여주는 DHA, EPA로 체내에서 전환하는 비율이 15 퍼센트 정도로 매우 낮습니다. 그러므로 DHA, EPA가 가진 혈압 감소, 혈전형성 감소, 중성지방 감소, 부정맥 예방, 심혈관계질환 예방 효과를 위해서는 등푸른생선으로 오메가3를 섭취해야 합니다.

일주일에 두세 번은 등푸른생선 음식을 챙기자

등푸른생선의 오메가3 함량은 100그램당 1그램 정도입니다. 고등어, 연어, 청어 같은 등푸른생선이 대구 같은 흰살생선보다 오메가3가 많습니다. 멸치도 오메가3가 많지만 멸치 육수에는 없으므로 멸치볶음처럼 멸치 전체를 먹어야 합니다(표 6 참고).

미국 심장병학회에서 권유하는 등푸른생선 섭취량은 일주일에 2회, 1회당 100그램 정도입니다. 이 정도면 주당 3그

표 6 생선 100그램의 오메가3(EPA와 DHA) 함량

고등어	0.4~1.9g
태평양 연어	1.3~2.2g
청어	1.7~2.0g
송어	1.2~1.6g
대구	0.3~1.4g
신선한 참치	0.3~1.5g
캔 참치	0.3g
굴	0.4g
새우, 게	0.3~0.4g
흰살생선	0.2~0.3g
멸치	2.0g

램 정도의 DHA, EPA를 섭취할 수 있으며 하루로 전환하면 약 400밀리그램에 해당합니다.

● 더 깊이 알아보기 ●

오메가3를 먹으면 머리가 좋아지나요?

수험생을 위해 처방되는 영양제에 빠지지 않고 포함되는 영양소가 오메가3입니다. 오메가3 가운데 뇌세포막 성분인 DHA는 우유 광고에서 머리가 좋아지는 영양소로 자주 소개됩니다. 하지만 실제 연구에서는 뚜렷한 효과를 보여주지 못하고 있습니다. 일부 연구에서는 생선 섭취나 오메가3 영양제가 지능과 인지 기능을 호전시킨다는 결과가 나타나지만, 대부분의 연구에서는 별다른 효과가 없다는 결과가 나왔습니다. 다시 말해 딱 부러지는 효과는 없다는 뜻입니다.

그러나 최소한 생선 섭취가 인지 기능을 떨어뜨리지는 않는 것으로 보이고, 오메가3는 면역과 염증을 조절하는 필수영양소이므로 등푸른생선을 꼭 챙겨 먹을 것을 권유합니다.

● 더 깊이 알아보기 ●

임신하면 연어를 먹지 말라고 하던데요?[9]

제가 임신한 딸에게 연어 스테이크를 만들어주었더니 "임신하면 연어 먹지 말라던데요?"라고 묻더군요. 뇌 안에 가장 많은 오메가3는 DHA입니다. 망막의 DHA 축적은 임신 기간에만 이루어지지만 뇌세포의 DHA 축적은 출산 후 2년까지 지속됩니다. 그래서 대부분의 임산부, 수유부를 위한 영양 지침에서는 모유와 태반을 통해 태아와 영유아에게 충분한 오메가3를 공급하기 위해 주당 200~300그램의 등푸른생선을 먹으라고 권합니다. 주의할 점은 메틸수은 함량이 낮은 등푸른생선을 골라야 한다는 겁니다. 바로 표 7에 제시된 일반 어류에 속하는 고등어, 꽁치, 연어, 삼치, 청어, 정어리 그리고 참치 통조림 등입니다. (갈치, 대구, 광어, 조기는 등푸른생선이 아니고 흰살생선입니다.) 우리가 마트나 시장에서 쉽게 접하는 대부분의 생선이 일반 어류에 분류되어 있어 참 다행입니다. 참치 통조림은 다랑어류이지만 메틸수은이 많은 참다랑어가 아닌 가다랑어로 만들기 때문에 메틸수은 함량이 낮습니다.

반면 횟감용 참다랑어는 심해어류로 크기가 크고 오래 사는 어종이므로 메틸수은이 높게 축적됩니다. 임신과 수유 기간 중 메틸수은 함량이 높은 생선을 너무 많이 섭취하면 태아의 신경계 발달에 영향을 줄 가능성이 있어 섭취 상한선이 마련되어 있습니다. 임신·수유 여성에게 일반 어류와 참치 통조림은 일주일에 400그램, 다랑어, 새치류, 상어류는 100그램 이하 섭취를 권고합니다. 가능한 한 여러 날로 나누어 먹는 것이 좋고 한 주에 많이 먹었다면 그다음 주는 줄여 먹거나 먹지 않는 편이 좋습니다. 두뇌 발달은 출생 후 10세까지 매우 왕성하기 때문에 임산부, 수유부뿐만 아니라 10세 이하 어린이도 메틸수은 함량이 높은 다랑어, 새치류, 상어류에 해당하는 생선 섭취를 유의해야 합니다. 제 생각에 이 기간에는 다랑어, 새치류, 상어류를 먹지 않고 먹이지 않는 편이 좋겠습니다.

표 7 생선의 종류

분류	어류
일반 어류	갈치, 고등어, 꽁치, 광어/넙치, 대구, 멸치, 명태, 민어, 병어, 우럭, 삼치, 숭어, 전어, 조기 등
참치 통조림	가다랑어
다랑어, 새치류	참다랑어, 날개다랑어, 눈다랑어, 황다랑어, 백다랑어, 점다랑어, 황새치, 돛새치, 청새치, 녹새치, 백새치, 몽치다래, 물치다래
상어류 등	칠성상어, 얼룩상어, 악상어, 창상아리, 곱상어, 귀상어, 은상어, 청새리상어, 흑기흉상어, 금눈동, 다금바리, 붉평치, 먹장어, 은민대구 등

표 8 생선의 섭취 권고량

분류	섭취 권고량(g/주)			
	임신·수유부	1~2세	3~6세	7~10세
일반 어류, 참치 통조림	400	100	150	250
다랑어, 새치류, 상어류	100	25	40	65

○┅ KEY POINT

필수지방산이 부족하면 피부가 약해지고 성장, 발육이 부진해지며 면역력이 떨어집니다. 특히 필수지방산인 오메가3의 경우 함유된 식품이 많지 않기 때문에 등푸른생선을 일주일에 2~3회 잘 챙겨 먹는 것이 매우 중요합니다.

반드시 챙기기
현미와 잡곡

쌀은 한국인이 가장 자주 먹는 식품 가운데 하나입니다. 한국인이 먹는 전체 칼로리의 4분의 1을 쌀이 공급하므로 한국인은 밥심으로 산다는 말이 맞습니다. 자주 많이 먹는 쌀을 어떻게 먹느냐가 건강에 막대한 영향을 미칩니다.

쌀이 주식인데도 아시아인이 날씬한 이유

프랑스인은 육류 섭취가 많아 혈관에 나쁘다는 포화지방을 많이 먹는 셈인데도 의외로 심장병 발생률이 낮습니다. 이러한 모순되는 현상을 프렌치패러독스라고 합니다. 마찬가지로 우리나라가 속한 아시아 국가에서도 아시안패러독스가 나타납니다. 바로 비만의 주범이라는 탄수화물인 쌀을 많이 먹는데도 서구인보다 날씬한 현상입니다.

주식이 쌀인데도 아시아인이 날씬한 이유는 쌀이 포만감에 비해 칼로리가 낮고, 밥과 같이 먹는 곁들임 요리(한국의 경우 반찬)가 고기, 생선, 채소, 해조류로 매우 다양하기 때문입니다. 반면 서양인이 밀과 같이 먹는 곁들임 요리에는 설탕, 버터, 기름이 많이 들어 있습니다. 또 쌀은 그대로 익혀 먹지만 밀은 갈아서 밀가루로 만든 후 다시 빵으로 만들기 때문에 당지수가 높아 인슐린 분비를 더 많이 시키는 것도 이유입니다.

문제는 쌀 자체가 아니라 쌀을 먹는 방법

쌀은 한국인의 에너지원입니다. 탄수화물을 에너지로 만드는 데 필요한 불쏘시개인 다양한 비타민B가 함유되어 있으면서 칼슘과 마그네슘 같은 무기질도 풍부하고 좋은 기름인 불포화지방산도 있습니다. 쌀에 웬 기름이냐 하겠지만 쌀의 속겨로 만든 미강유를 떠올려본다면 쌀에 숨어 있는 지방을 짐작할 수 있을 겁니다.

'기운을 내다', '기운이 없다'의 기氣 한자를 풀어보면 밑에 쌀 미米가 있습니다. 살아가는 데 필요한 힘을 쌀이 준다는 의미겠죠. 그런데 최근 쌀이 당뇨의 주범이다, 만성병의 주범이다, 비만의 주범이다 하는 비판을 받고 있습니다. 하지만 문제는 쌀 자체가 아니라 쌀을 먹는 방법입니다.

쌀의 영양소와 식이섬유는 겉 부분에 집중되어 있습니다. 도정하지 않은 현미는 식이섬유 때문에 오래 씹어야 하고 목넘김이 거칩니다. 그래서 쌀의 외피를 깎아내고 만든 것이 백미입니다. 백미는 부드러움을 위해 영양소의 보고인 외피를 희생한 결과물이므로 영양소는 거의 없고 탄수화물 칼로리만 남습니다. 현미의 당지수는 60인 반면, 도정으로 외피를 깎아낸 백미의 당지수는 86~90으로 매우 높아집니다. 혈당을 빨리 많이 높이니 인슐린을 왕창 분비해서 뱃살을 쌓게 합니다.

일상에서 가장 자주 많이 먹는 음식 밥,

자주 많이 먹는 식품을 바꾸어주면 효과가 더 크다

혼분식 장려 운동*을 시행하던 1960~1970년대만 해도 흰

---

* 쌀 소비를 감소시키기 위해 쌀 이외의 여러 잡곡을 섞어 먹도록 장려한 정책.

쌀밥이 부의 상징이었습니다. 그런데 요즘에는 흰쌀밥이 건강을 해치는 탄수화물 덩어리란 이유로 애물단지 취급을 받습니다. 반면 비타민, 무기질, 식이섬유가 풍부한 현미와 잡곡이 건강식품으로 각광받고 있습니다.

백미보다 현미와 잡곡이 건강에 좋다는 것을 머리로는 익히 알고 있었습니다. 하지만 의사인 저조차도 바쁜 일상에서 잡곡을 챙겨 가며 밥을 짓는 것이 귀찮더군요. 게다가 현미로 밥을 하면 흰쌀밥보다 보관성이 떨어져 매일 밥을 하지 않는 저로선 심리적 저항이 있었습니다.

그러던 어느 날 우연한 기회에 백미 즉석밥 한 그릇을 뚝딱 먹고 나서 연속혈당을 측정할 일이 생겼습니다. 그때 혈당이 거의 200까지 올라가는 것을 보고 깜짝 놀랐습니다. 식이섬유를 제거해서 소화를 빠르게 한 부드러운 흰쌀밥 한 그릇이 눈 깜짝할 사이에 혈당을 거의 100 이상이나 올린 셈입니다.

요즘 우리 집에서는 혼합 잡곡을 섞어 밥을 합니다. 잡곡 비중을 조금씩 늘려가고 있는데, 흰쌀 두 컵에 잡곡 한 컵 비율까지는 식구들이 잘 받아들이다가 흰쌀 한 컵에 잡곡 한 컵 비율에서 식구들의 저항에 걸렸습니다. 그래서 지금은 이 비율을 유지하고 있으며, 가끔은 흰쌀을 좀 더 덜어내고 렌틸콩 같은 콩류를 섞어 밥을 합니다.

자주 많이 먹는 식품을 바꾸어주면 더 큰 효과를 냅니다.

백미를 현미나 잡곡으로 바꾸는 것은 가장 손쉽게 전반적인 영양 섭취를 업그레이드하는 방법입니다.

현미와 잡곡은 천천히 공들여 씹어서 먹어야 소화 흡수가 잘된다

환자 중에 흑미가 본인 몸에 잘 안 받는 것 같다고 토로한 분이 계셨습니다. 대변으로 흑미 알갱이가 그대로 나온다고 하셨습니다.

이런 경우 십중팔구는 식사 속도가 무지 빠른 분들입니다. 백미는 식이섬유가 적어 씹지 않고 삼켜도 소화관에서 잘 소화되는 반면, 현미와 잡곡은 두꺼운 식이섬유막으로 싸여 있어 잘 씹지 않고 넘기면 소화 흡수가 안 되어 알갱이째 대변으로 배출됩니다. 그러니 현미와 잡곡을 먹을 때는 천천히 꼭꼭 씹어서 먹어야 합니다. 최소한 20회 이상은 씹어서 드세요.

백미가 더 나은 선택인 상황도 있다

영양소와 식이섬유가 풍부한 현미가 소화를 느리게 하여

불리하게 작용하는 경우도 있습니다. 느린 소화가 장점이자 단점인 셈입니다. 현미보다 백미를 추천하는 상황은 다음과 같습니다.

• 시험이나 면접을 보는 날

가뜩이나 긴장해서 교감신경계가 활성화되어 소화 기능을 담당하는 부교감신경 기능이 낮아져 있는 상태에서 현미를 먹으면, 속이 더부룩해지고 무엇보다 머리로 가야 하는 혈액량이 줄어들어 인지 기능을 최대로 발휘하기 어렵습니다. 시험이나 면접을 보는 날은 소화가 빨리 되어 필요한 에너지를 빨리 낼 수 있는 흰쌀밥을 먹는 편이 좋습니다. 수능 도시락도 흰쌀밥을 추천합니다.

• 수술 후나 질병 회복기

수술 후나 질병 회복기에는 면역이 활성화되면서 크고 작은 상처를 치유하기 때문에 충분한 에너지와 영양소 공급이 필요합니다. 도정하지 않은 현미의 피틴산 같은 항영양소는 현미에 들어 있는 다른 영양소의 흡수와 사용을 방해합니다. 따라서 항영양소를 제거한 백미가 좋습니다. 특히 소화기계 수술을 받고 나면 소화가 잘되는 부드러운 식사가 꼭 필요합니다.

암 치료를 시작하면서 식생활을 건강하게 개선해야겠다는

결심을 하고 지금까지 먹어왔던 백미를 현미와 잡곡으로 바꾸는 사람들이 많은데, 정말 안타까운 상황입니다. 이때야말로 수술, 항암제, 방사선치료로 소화 기능이 떨어져 있으면서 질병 치료를 위해 많은 에너지가 필요한 시기이기 때문에 쉽게 빠른 에너지를 주는 백미가 필요합니다. 현미와 잡곡으로 바꾸고 싶다면 급성기 암 치료를 마친 후가 좋습니다.

• 체중이 빠지고 있을 때

왜 이리 살이 빠지냐고 병원을 찾는 사람들이 의외로 꽤 많습니다. 현미는 소화가 느려 많은 양을 먹을 수 없으므로 살이 찌고 싶다면 가장 먼저 내 식단에 소화를 느리게 하는 현미, 잡곡, 채소가 너무 많지 않은지 점검해봐야 합니다. 체중을 늘려야 하는 단계에서는 현미를 줄이고 백미를 늘리는 것이 좋습니다.

• 6세 이하 영유아

아직 장이 충분히 발달하지 않은 영유아는 현미를 소화하기 어렵습니다. 그래서 성장 발달에 필요한 충분한 에너지를 제공받기 어렵습니다. 현미와 잡곡은 초등학생 이후에 먹는 편이 좋습니다.

• 만성 신장병으로 신장 기능이 떨어진 경우

현미에는 백미보다 인이 세 배, 칼륨이 네 배 많이 들어 있습니다. 신장 기능이 떨어지면 인과 칼륨의 체외 배출이 잘되지 않기 때문에 식사로 섭취되는 인과 칼륨을 줄여야 합니다. 그래서 만성 신장병 환자에게 현미는 금지 음식입니다.

• 궤양이나 위염, 십이지장염, 장염 같은 위장관질환이 있는 경우

치료 기간에 위장관이 받는 부담을 줄이기 위해 현미보다 백미를 선택하는 편이 좋습니다.

• 성격이 급한 사람

성격이 급해 현미밥을 대충 씹고 삼키면 현미의 질긴 껍질 부분이 소화장애를 일으킬 수 있습니다. 물론 현미를 꼭꼭 씹어서 먹는 것이 더 나은 선택이기는 하지만 성격이 너무 급하고 사서 먹는 게 힘든 상황이라면 백미를 먹어도 괜찮습니다. 좀 더 나이 들고 여유가 생겼을 때 현미와 잡곡을 선택하세요.

---

o⊸ KEY POINT

현미와 잡곡을 섞어 천천히 꼭꼭 씹어 먹는 습관을 들입시다.

반드시 챙기기

콩류

앞서 제가 세상에서 가장 나쁜 음식으로 소개한 달달한 가당음료는 대부분의 연구에서 건강에 해롭다고 보고되는 반면, 대부분의 연구에서 건강에 좋다고 보고되는 식품도 있습니다. 바로 콩입니다.

대부분의 연구에서 콩은 건강에 좋다고 보고되는 식품

고기를 많이 먹는 서구인을 대상으로 한 연구에서 동물성단백질을 콩 같은 식물성단백질로 대체했을 때 심혈관계질환 사망률과 전체 사망률이 낮아졌습니다. 미국 국립보건원 국립 암연구소는 동물성단백질을 식물성단백질로 바꿨을 때 3퍼센트 단위 기준으로 사망률은 10퍼센트, 심혈관질환 사망률은 11~12퍼센트 감소하는 것으로 보고했습니다.[10] 동물성단백질 중에서도 가공육, 소고기나 돼지고기 같은 적색육을 줄이고 식물성단백질을 늘려주었을 때 가장 큰 보호 효과가 나타납니다. 그래서인지 세계적으로 유명한 장수마을인 에콰도르 빌카밤바, 일본 오키나와, 이탈리아 사르데냐에서도 콩 요리를 즐겨 먹습니다.

콩+밥을 먹으면 완전한 단백질을 섭취할 수 있다

콩은 단백질이 매우 풍부하게 함유된 대표적인 식물성단백질 식품입니다. 종류마다 약간의 차이는 있습니다만, 곡류의 단백질이 7~8퍼센트에 불과한 반면 서리태와 흰콩의 단백질 함량은 거의 40퍼센트에 육박합니다(표 9 참고). 닭가슴살의 단백질 함량이 20퍼센트 전후임을 감안하면 왜 콩을 밭에서 나는 소고기라고 하는지 이해가 갑니다.

콩은 단백질이 많으면서도 포화지방이 적고 좋은 지방인 불포화지방이 많습니다. 콩은 포화지방과 칼로리 걱정 없이 양

표 9 **콩의 100그램당 영양성분표**[11]

	칼로리(kcal)	단백질(g)	지방(g)	식이섬유(g)
서리태, 말린 것	413	39	16	21
흰콩, 말린 것	409	36	15	26
렌틸콩, 말린 것	359	21	1	10
병아리콩, 말린 것	373	17	6	8
녹두, 말린 것	352	25	2	22
완두콩, 생것	81	5	0.4	5

질의 단백질을 섭취할 수 있다는 점에서 엄청나게 칭찬할 만합니다.

그뿐만이 아닙니다. 콩은 식물성단백질 중에서도 꽤나 질 좋은 단백질을 함유하고 있습니다. 게다가 쌀과도 찰떡궁합입니다. 남녀 관계도 아닌 음식에 궁합이 좋다는 표현을 사용하는 건 무리일 수 있지만, 콩+밥이야말로 궁합이 좋은 식품입니다. 콩에는 쌀에 부족한 라이신이 많고 쌀에는 콩에 부족한 메티오닌이 많아, 콩밥을 먹으면 모든 필수아미노산을 채운 완전한 단백질을 섭취할 수 있습니다. 개인적으로 콩을 먹는 가장 좋은 방법으로 콩밥을 추천합니다. 특히 탄수화물은 넘치게 먹고 단백질은 적게 먹는 사람에게 탄수화물을 줄이면서 단백질을 늘리는 좋은 방법입니다.

콩은 혈당과 콜레스테롤 관리, 변비 치료에도 효과적

콩에는 지방도 많습니다. 그래서 콩의 지방으로 만들어진 기름이 집에서 사용하는 식용유인 콩기름입니다.

콩은 곡류와 느낌이 비슷하면서도 식이섬유가 무지 많아 당지수가 낮습니다. 그래서 혈당을 올릴 위험이 낮지요. 백미의 당지수가 90 정도인 반면 콩류의 당지수는 20~30대입니다. 참고로 당지수는 70 이상이면 높고 55 이하면 낮습니다. 콩이 당뇨 환자의 혈당 조절을 돕고 당뇨를 예방하는 데 활용되는 이유입니다.

또한 콩에는 식물성 여성호르몬이라는 별명이 붙어 있는 이소플라본이 들어 있습니다. 이소플라본은 LDL 콜레스테롤을 낮춰 심혈관계질환을 예방합니다. 콩의 이소플라본은 영양제로도 판매되고 있지만 당연히 영양제보다는 음식으로 섭취할 것을 권합니다. 다만 갱년기증상을 호전시켜주는 효과는 뚜렷하지 않으니 참고하세요. 그리고 콩에 식물성 '여성'호르몬이 많다는데 남자도 먹어도 되냐는 질문을 가끔 받습니다. 식물성 여성호르몬이라고 해도 남성호르몬을 낮추거나 여성호르몬을 올리는 부작용은 없으므로 남성과 여성 모두 걱정 없이 콩을 먹어도 됩니다.

마지막으로 식이섬유가 많은 콩은 소화가 늦어 포만감을 오래 유지시켜주고 변비 해소에 도움이 됩니다. 식이섬유는 장으로 가서 유익균의 먹이가 되어 유익균을 키우는 프리바이오틱스 역할을 합니다.

발효된 콩, 콩나물, 두부부터 시작하되
소화가 잘 안 될 수 있으니 충분히 익혀 먹자

갑자기 콩을 많이 먹으면 소화되지 않은 식이섬유가 장내 세균에 의해 발효되어 장이 부글거리고 방귀가 나올 수 있습니다. 그러니 먹는 양을 천천히 늘려가는 것이 좋습니다. 콩나물을 먹거나 두부 같은 가공식품 형태로 먹으면 가스가 차지 않습니다. 또 청국장이나 된장, 낫토*같이 발효된 콩도 추천합니다. 발효 과정에서 미생물에 의해 콩단백질이 분해되어 소화 흡수가 좀 더 쉬워지고 콩에 함유된 소화를 방해하는 물질인 항영양소가 감소하기 때문입니다.

* 삶은 콩을 발효해 만든 일본 전통 음식.

콩에는 항영양소, 즉 단백질의 소화 흡수를 방해하는 성분도 많습니다. 콩을 덜 익히면 소화를 방해하는 항영양소인 렉틴에 의해 메슥거림, 구토와 설사가 생기므로 반드시 충분히 익혀서 항영양소를 불활성화하고 먹어야 합니다.

콩에는 퓨린이 많아 요산 수치를 높일 수 있습니다. 고요산혈증이나 통풍이 있으면 콩물을 매일 마신다거나 콩밥을 매일 먹는 것은 권하지 않습니다. 그런 사람들은 콩 요리는 반찬으로 가끔 먹는 정도가 좋습니다. 갑상샘 기능이 떨어진 사람들도 콩의 고이트로겐이 요오드 대사를 방해하기 때문에 반찬으로 가끔 먹는 편이 좋습니다.

고기를 챙겨 먹고 있지 않다면
콩을 먹는다고 육류 섭취를 더 줄이진 말자

앞서 동물성단백질을 콩 같은 식물성단백질로 바꿔 먹었을 때, 사망률과 심혈관계 사망률이 감소한다는 연구 결과를 언급했습니다. 여기서 반드시 고려해야 할 포인트가 있는데요, 바로 이런 연구의 대부분이 동물성단백질을 많이 먹는 서양에서 이루어졌다는 점입니다. 평상시 고기를 많이 먹는 사람들이 고기를 줄이고 콩류 섭취를 늘리면 사망률과 심혈관계 위험도가 낮아질 수 있습니다. 하지만 평상시 고기, 생선, 유제품을 적게 먹는 사람들이 그나마 조금이라도 먹었던 동물성단백질을 더 줄이면 오히려 건강에 해롭습니다. 식물성단백질보다는 동물성단백질의 질이 훨씬 우수하기 때문입니다.

⊶ KEY POINT

콩은 대부분의 연구에서 건강에 좋다고 보고되는 식품입니다. 콩밥과 콩, 두부, 콩나물 반찬을 챙겨 드세요.

반드시 챙기기
채소

'뽀빠이' 캐릭터를 안다면 아마도 최소 50대 이상일 겁니다. 뽀빠이는 제가 어렸을 때 방영된 미국 애니메이션으로 정의의 사도 뽀빠이가 악당 블루토와 싸우는 내용입니다. 뽀빠이는 악당과 싸울 때 수세에 몰리면 시금치 통조림을 먹고 갑자기 힘이 세집니다. 한때 어른들이 채소 싫어하는 아이들에게 "시금치 먹고 뽀빠이처럼 힘세져야지"라고 말했던 이유입니다. 그 덕분에 당시 미국에서는 실제로 채소 섭취량이 증가하기도 했습니다.

전 세계 백세인의 공통 식습관,
바로 채소 섭취

　오래 살고 싶다는 인류의 염원을 실현하기 위해 장수하는 사람들의 삶을 조사하고 연구하는 작업이 꾸준히 진행되고 있습니다. 전 세계적으로 유명한 백세 마을이 있습니다. 미국 로마린다, 이탈리아 사르데냐, 그리스 이카리아, 코스타리카 니코야, 일본 오키나와 지역의 장수 연구를 하는 댄 뷰트너는 100세 이상 장수하는 사람들이 특별히 많이 모여 사는 곳을 '블루존'이라 이름 붙였습니다. 오키나와는 콩 요리, 로마린다는 견과류, 이카리아는 올리브유, 사르데냐는 적포도주처럼 지역마다 독특한 장수 식단이 존재하지만, 세계 여러 나라 백세인이 가진 공통 식습관이 있습니다. 바로 충분한 채소 섭취입니다.

　충분한 채소 섭취는 혈압과 혈당을 낮추고, 다이어트에 도움을 주고, 뇌졸중, 심장병, 유방암과 대장암 같은 암 발생을 줄이고, 과민성장증후군과 장 게실을 예방하는 효과가 있습니다. 적어도 아직까진 채소를 먹어서 악화된 질병이 있다는 이야기는 듣지 못했습니다.

채소는 건강 유지, 노화 방지, 다이어트에 영양제보다 더 도움이 된다

채소를 입이 마르도록 칭찬해야 하는 이유는 다음과 같습니다.

- **비타민과 무기질의 보고입니다.**

비타민A, 비타민C, 비타민B9(엽산), 칼륨이 풍부합니다. 엽산은 적혈구를 만드는 데 꼭 필요하고 임신 초기 기형아 발생을 예방합니다. 칼륨은 염분의 배설을 도와 혈압을 조절합니다. 비타민A는 눈과 피부를 튼튼하게 하고 면역을 도와줍니다. 비타민C는 피부와 뼈의 콜라겐 합성에 필요합니다.

- **파이토케미컬을 제공합니다.**

양파의 퀘르세틴, 강황의 쿠르쿠민, 시금치의 루테인, 콩의 이소플라본, 토마토의 리코펜, 많이 들어보셨지요? 이들을 총괄하는 단어가 파이토케미컬입니다. 파이토케미컬은 '식물 phyto이 가진 화학물질chemical'이라는 의미로 식물이 햇볕, 기온, 해충과 바이러스 같은 외부에 대항해 자신을 지키기 위해 만들어낸 화학물질입니다. 영양소가 아니어서 권장량은 정해져 있지 않지만 사람이 섭취했을 때 항산화, 항염, 항노화, 면역 작용을 합니다. 그러니 필수 아닌 필수영양소인 셈입니다.

　파이토케미컬은 식물을 보호하는 역할을 하면서 동시에 식물 고유의 맛과 색, 향을 결정합니다. 예를 들어 토마토는 리코펜에 의해 붉은색을, 가지는 안토사이아닌에 의해 짙은 보라색을, 시금치는 클로로필에 의해 초록색을 띱니다. 일반적으로 색상이 진할수록 파이토케미컬이 더 많이 함유되어 있습니다. 종류도 매우 다양하여 지금까지 알려진 파이토케미컬만 대략 5000여 종이나 되고 지금도 새로운 파이토케미컬이 계속 추가로 발견되고 있습니다.

　만약 비타민과 무기질만 먹으면 된다면 힘들게 채소를 씹어 먹는 대신 영양제 한 알로 대신할 수 있습니다. 하지만 채소에는 영양제 한 알에 다 담을 수 없는 다양한 파이토케미컬이 들어 있기 때문에 반드시 종류별로 색깔별로 잘 챙겨 먹어야 합니다. 리코펜 영양제가 아닌 토마토를 먹어야 하는 이유입니다.

● 식이섬유가 풍부합니다.

　사람의 장에 살고 있는 세균은 크게 유익균과 유해균으로 나뉩니다. 이들 세균이 하는 일은 상상 이상으로 많습니다. 유익균은 음식물의 소화 과정을 돕고, 외부에서 유입된 나쁜 균이 장으로 침입하는 것을 막고, 장관 면역을 높입니다. 반면 유해균은 설사나 변비, 복통 같은 장 증상을 일으키고, 장관 면역을 떨어뜨리고, 암을 유발하고, 노화를 촉진하고, 뇌에까지 작용해 우울증이나 치매, 심지어 과식까지도 유발합니다. 그러므로 내 소화관 안에 어떤 세균을 키우느냐가 건강에 매우 중요합니다.

콩 심은 데 콩 나고 팥 심은 데 팥 나듯 장내유익균을 키우려면 유익균이 좋아하는 먹이인 식이섬유를 충분히 먹어주어야 합니다. 식이섬유는 식물에 들어 있는 탄수화물 가운데 소화가 안 되는 탄수화물로, 상부위장관(식도, 위, 샘창자)에서 흡수되지 못하고 하부위장관까지 도달해 유익균의 먹이가 되어 유익균을 키웁니다. 음식이 장내세균에 미치는 영향은 의외로 짧은 시간 안에 나타납니다. 채소 섭취량을 늘려 장내세균총의 변화를 확인하는 임상시험에서 유익균이 늘어나고 유해균이 감소하는 데까지 걸리는 시간은 2~4주 정도였습니다. 2~4주면 나의 장내세균을 착한 아이들로 채울 수 있습니다.

이뿐만이 아닙니다. 채소의 식이섬유는 대변량을 많게 하여 변비를 해소하고 장관에서 콜레스테롤 흡수를 막아 혈액 내 콜레스테롤을 낮춥니다. 소화를 느리게 하여 함께 섭취한 탄수화물로 인한 혈당 상승도 낮춥니다. 게다가 부피가 커서 오랫동안 포만감이 유지되어 다른 음식 섭취를 줄여주는 다이어트 효과도 있습니다.

- **반드시 줄여야 하는 지방, 포화지방, 콜레스테롤, 당분이 거의 없습니다.**

채소는 오히려 콜레스테롤과 혈당을 낮춰줍니다.

- **90퍼센트 이상이 수분이라 칼로리가 낮습니다.**

심지어 오이는 95퍼센트가 수분입니다. 등산할 때 오이를 챙겨 가는 이유입니다.

파프리카, 당근, 가지 등
알록달록 다양한 색상의 채소를 열심히 챙겨 먹자

채소는 식물의 어느 부위를 먹느냐에 따라 상추, 양배추 같은 잎채소, 당근, 무, 생강 같은 뿌리채소, 고추, 오이, 가지 같은 열매채소, 꽃으로 보이지는 않지만 브로콜리, 콜리플라워 같은 꽃채소로 나뉩니다. 색상으로 나누기도 하는데 빨강, 노랑, 초록, 보라, 하양 채소입니다. 우리나라 사람들은 주로 초록(파, 배추)과 하양(무) 채소를 많이 먹는데 파이토케미컬이 색깔별로 저마다 다른 생리활성 기능을 하므로 파프리카, 당근, 가지 같은 색깔이 화려한 채소도 챙겨 먹는 편이 좋습니다.

단, 마트 채소 코너에서 파는 고구마, 감자, 옥수수는 탄수화물이 많아 채소라기보다 곡류에 가깝습니다. 외국에서는 한국인의 밥처럼 주식으로 먹는 음식이기도 하지요. 그러니 채소를 먹는다고 감자튀김이나 군고구마를 많이 먹으면 안 됩니다.

채소 반찬은 두세 젓가락이 아닌 두세 접시를 먹어야 한다

한국영양학회가 권유하는 채소 섭취량은 하루 일곱 접시입니다. 한 접시는 70그램 정도인데, 어느 정도 양인지 감이 잘 안 오지요? 그림 7의 당근 3분의 1개, 삶은 시금치 3분의 1컵, 오이 3분의 1개, 상추 열두 장이 한 접시에 해당합니다.

70그램 곱하기 일곱 접시. 어림잡아 하루 400~500그램의 채소를 먹어야 합니다. 시금치 한 단이 300그램이니 시금치 한 단 반이나 되는 양입니다. 하루 세 번 김치를 먹기 때문에, 김치를 제외하고 먹어야 하는 채소량은 하루에 대여섯 접시, 300~400그램이나 됩니다. 매 끼니 두 젓가락이 아니라 두 접시는 채소 반찬을 먹어야 채울 수 있습니다. 하루에 먹어야 할 채소를 상추로만 채운다면 무려 일흔두 장이나 되지요. 이 정도로 잘 챙겨 먹고 있는지 스스로 생각해보세요.

그림 7 **채소 한 접시 분량(15칼로리)**[12]

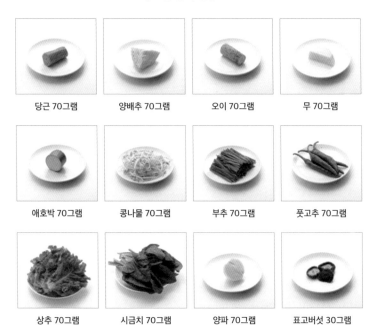

당근 70그램	양배추 70그램	오이 70그램	무 70그램
애호박 70그램	콩나물 70그램	부추 70그램	풋고추 70그램
상추 70그램	시금치 70그램	양파 70그램	표고버섯 30그램

나물 반찬이나 샐러드로 채소를 먹어야
채소의 이점을 온전히 누릴 수 있다

그런데 채소가 건강에 좋지 않다는 연구 결과도 있기는 합니다. 달달한 과일은 주로 생으로 먹지만 거칠고 단맛이 없는 채소는 기름에 익혀 먹는 경우가 많기 때문입니다. 일식집에서 나오는 깻잎튀김이나 쑥갓튀김을 떠올려보세요. 채소로 얻는 이득보다 튀김 기름 칼로리로 인한 손해(뱃살)가 더 클 겁니다.

반면 우리나라 밥상에 주로 올라오는 나물 반찬은 채소를 건강하게 먹을 수 있는 효과적인 요리입니다. 채소를 삶아 부피가 줄어들고 부드러워지기 때문입니다. 삶은 채소에 간을 하고 참기름과 들기름을 살짝 두르면 완성이므로 튀김이나 볶음만큼 칼로리가 높지 않은 상태로 채소를 많이 먹을 수 있습니다. 요즘 젊은이와 어린이는 나물 반찬보다는 샐러드가 익숙할 겁니다. 다양한 색상을 갖춘 샐러드도 좋은 방법입니다.

시중에 나와 있는 채소주스는 부드러움을 위해 식이섬유를 제거하고 맛을 위해 달달함을 추가한 음식입니다. 포장에 채소가 그려져 있기는 하지만 건강한 채소와는 거리가 멉니다. 과일과 마찬가지로 채소도 갈지 않고 치아로 꼭꼭 씹어 먹을 때 장점을 온전히 얻을 수 있으므로 주스로 마시지 않기를 권합니다.

● 더 깊이 알아보기 ●

최근 유행하는 브로콜리와 콜리플라워, 몸에 더 좋은가요?

브로콜리와 콜리플라워는 요즘에 주목받는 채소입니다. 둘 다 십자화과 채소로, 파이토케미컬인 글루코시놀레이트가 들어 있어 초록

색을 띠고 톡 쏘는 쓴맛이 납니다. 십자화과 채소를 씹거나 자르거나 소화하는 과정에서 글루코시놀레이트는 인돌, 이소티오지아네이트 같은 생리활성물질로 전환됩니다. 그래서 동물실험에서 DNA 손상을 막아주고 발암물질을 제거하여 암 예방 효과가 있는 것으로 확인되었습니다. 그러나 사람을 대상으로 한 연구에서는 결과가 갈립니다. 몇몇 연구는 도움이 된다고 하고 몇몇 연구는 효과가 없다고 하므로, 일관된 암 예방이나 치료 효과가 확립되지 않았다고 보아야 합니다.

브로콜리 외에 케일, 배추, 양배추, 청경채, 무, 순무, 냉이도 십자화과 채소입니다. 그러니 한국인은 이미 십자화과 채소를 충분히 섭취하고 있는 셈입니다. 십자화과 채소를 너무 많이 먹으면 장이 예민한 사람은 복통과 가스 배출이 유발됩니다. 또한 풍부한 비타민K 때문에 와파린처럼 혈액이 묽어지는 약의 효과를 방해할 수 있습니다. 갑상샘기능저하증이 있는 사람의 경우 갑상샘 기능을 더 저하할 수도 있습니다. 아무리 좋다고 하는 음식도 '적당히'가 진리입니다.

o┯ KEY POINT

채소를 잘 챙겨 먹으면 건강 유지, 노화 방지, 다이어트에 모두 도움이 됩니다. 다양한 색상의 채소를 매끼 두 접시 이상 챙겨 드세요.

견과류

견과류에는 기름이 많습니다. 잣과 마카다미아는 만지기만 해도 기름이 묻어납니다. 기름이 견과류 전체 무게의 50퍼센트나 차지합니다. 견과류 100그램을 먹으면 기름을 50그램이나 먹게 된다는 뜻입니다.

하지만 견과류의 지방은 불포화지방산으로, 인체가 만들지 못해 꼭 먹어줘야 하는 필수지방산입니다. 게다가 LDL 콜레스테롤을 낮춰 심장과 혈관을 보호하고 피부를 윤기 나게 합니다. 필수지방산인 오메가3, 오메가6뿐 아니라 오메가9도 풍부합니다.

불포화지방, 단백질, 식이섬유가 풍부한 견과류는
팔방미인 같은 음식

견과류에 특별히 많은 또 다른 영양소가 바로 단백질입니다. 20퍼센트가 단백질이니 소고기, 돼지고기, 닭고기에 필적합니다. 채식을 하는 사람들은 고기 대신 견과류로 단백질을 보충합니다.

식이섬유도 10퍼센트 정도로 많아서 견과류를 많이 먹은 다음 날에는 대변량이 늘어남을 느낄 수 있습니다. 견과류의 식이섬유는 장내 좋은 균을 키우는 데도 도움이 됩니다. 혈관을 이완시켜주는 영양소인 마그네슘도 많고, 항산화효과가 있는 비타민E도 많습니다. 지방이 많아서 살찌기 쉬운 식품이라는 점만 제외하면 팔방미인입니다.

과잉 섭취는 금물, 견과류의 적정량은 가볍게 쥔 한 줌

무게의 절반이 지방이기 때문에 견과류는 조금만 먹어도 칼로리가 꽤 높습니다. 종류마다 차이가 있긴 하지만 100그램에 600~700칼로리나 됩니다. 100그램만 먹어도 밥 한 끼 잘 먹은 칼로리와 같습니다.

건강과 칼로리를 모두 고려할 때 적절한 섭취량은 하루 20~30그램으로, 손으로 가볍게 한 줌 쥔 만큼입니다. 큰 주먹이 아닌 작은 주먹임을 명심하세요. 큰 그릇에 담아 식탁에 놓고 오가며 한 줌씩 먹으면 견과류로 인한 건강상 이득보다 살쪄서 생기는 불이익이 더 클 수 있습니다. 아무리 좋은 음식도 살찌고 배 나올 만큼 먹으면 건강을 해칩니다.

견과류 속껍질은 파이토케미컬이 많아 약간 쓴맛이 나고 색이 진합니다. 땅콩, 호두 같은 견과류는 속껍질을 벗기지 않고 먹는 편이 좋습니다. 저는 집에 껍질째 먹는 볶음 땅콩을 항상 구비해놓습니다. 사실 중국집에서 밑반찬으로 나오는 땅콩(껍질째 기름으로 볶아 소금을 뿌린 것)을 참 좋아하는데, 시장이나 마트에서 팔지 않아 천만다행입니다. 이처럼 소금으로 간한 제품을 먹으면 염분을 과잉 섭취하게 되고 기름에 볶은 제품을 먹으면 섭취 칼로리를 높이게 되므로 무염으로 볶거나 삶은 제품이 좋습니다.

견과류는 지방과 단백질이 많아서 소화가 느려 배부른 느낌이 오래갑니다. 식사 후에 먹으면 배가 오랫동안 부르기 때문에 식후보다는 공복 간식으로 먹는 게 적절합니다. 탄수화물이 적어 당지수가 낮으니, 특히 체중을 늘리고 싶은 당뇨 환자의 간식으로 추천합니다.

조금 비싸더라도 견과류를
적은 용량으로 구매해야 하는 이유

불포화지방산은 불안정하기 때문에 산패가 쉽게 일어납니다. 그래서 구입하고 나서 시간이 지난 견과류는 전 내가 납니다. 전 내가 난 기름은 항산화제의 정반대 역할을 하는 산화제이므로 버리는 편이 좋습니다. 게다가 곰팡이균인 아스페르길루스는 산패한 견과류에서 잘 자라 강력한 발암물질인 아플라톡신을 생성합니다. 아플라톡신은 간독성과 간암을 유발합니다. 산패가 의심되는 견과류는 절대로 먹지 말아야 합니다. 신선하지 않았을 때 가장 문제가 되는 식품이 바로 견과류입니다.

기름은 열, 공기, 햇볕에 약합니다. 속껍질을 벗기고 슬라이스로 만들거나 가루를 낸 견과류는 더욱 취약합니다. 견과류는 조금 더 비싸더라도 소량씩 구매하는 것이 좋습니다. 대용량을 샀다면 소분해서 공기를 빼고 밀봉하여 냉동실에 보관하고 먹을 때마다 조금씩 꺼내 먹습니다.

견과류를 챙겨 먹기 편하도록 1회분씩 소포장해서 파는 제품들이 있습니다. 여기에는 보통 견과류뿐 아니라 말린 과일,

과자가 같이 들어 있는 경우가 많은데, 모두 빼고 견과류만 골라 먹기를 권합니다. 이렇게 하면 칼로리 섭취도 줄일 수 있습니다.

● 더 깊이 알아보기 ●

밤도 견과류인가요?

밤도 견과류입니다. 하지만 먹어보면 땅콩이나 호두와 다르다고 느낄 겁니다. 밤은 견과류치곤 지방이 거의 없고 100그램당 160칼로리로 칼로리도 월등하게 낮습니다. 그런데 대부분 탄수화물이라서 견과류가 가진 장점이 거의 없습니다. 성분으로 따지면 견과류보다는 곡류에 가깝습니다. 깐 밤 제품이 많은데 먹기에 편리하긴 하지만 많이 먹으면 쌀이나 밀을 많이 먹은 것과 같습니다.

KEY POINT

불포화지방, 단백질, 식이섬유가 풍부한 견과류는 좋은 간식입니다. 지방이 많아 칼로리가 높으므로 하루에 가벼운 한 줌 이내가 좋습니다.

5장

건강 영양 공식
- 식사 방법 편

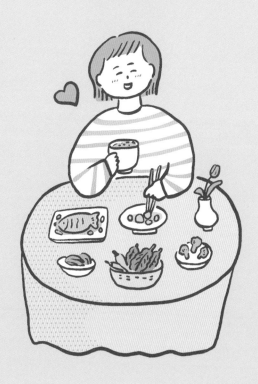

어떻게 조리해서 먹느냐는
생각보다 중요하다

무엇을 먹을지를 설명했으니 이제 어떻게 먹을지를 이야기할 차례입니다. 아무리 좋은 식재료여도 조리 과정에서 좋은 성분이 손상되고 나쁜 성분이 만들어질 수 있습니다. 그러면 좋은 식재료를 엄선한 노력이 무색해지겠지요.

고기와 생선은 가급적 삶거나 쪄서 먹자

고기는 구워야 맛있습니다. 하지만 고기나 생선을 튀김이나 구이, 바비큐로 고온 조리하면 발암물질인 헤테로사이클릭아민이 만들어집니다. 반면 고기와 생선을 섭씨 100도 이하로 조리하면 헤테로사이클릭아민은 거의 생성되지 않습니다. 그러므로 고기와 생선은 삶거나 찌는 등 저온 조리하면 좋습니다.

고온 조리를 할 때는 조리 시간이 길어질수록 헤테로사이클릭아민이 많이 형성되므로 조리 시간을 최대한 줄이는 편이 좋습니다. 스테이크를 예로 들면 중간 정도로 익힌 상태인 미디엄보다는 고기를 완전히 익힌 상태인 웰던에서 헤테로사이클릭아민이 더 많이 만들어집니다.

고기를 저온 조리해야 하는 또 다른 이유는 '벤조피렌'으로 잘 알려진 발암물질인 다환방향족탄화수소PAHs 때문입니다. 벤조피렌은 고기나 생선이 높은 온도의 불꽃과 직접 접촉할 때 가장 위험합니다. 그러므로 직화로 고기를 굽기보다는 프라이팬을 사용해 불꽃이 식품에 직접 닿지 않게 하고, 불판이 달궈진 후에 굽고, 불판도 자주 교체해야 합니다.

고기를 맛있게 먹으려고 숯불구이를 선택했다면 가능한 한 태우지 않아야 합니다. 타거나 그을린 부분은 아깝더라도 제거하여 먹고, 항산화제가 충분한 채소, 마늘, 양파와 같이 먹는 것이 좋습니다.

과거에는 고기와 생선 같은 단백질 식품만 발암물질이 생길 수 있다고 알려졌습니다. 그런데 최근 탄수화물이 많은 식품도 튀기거나 볶거나 굽는 고온 조리에서 신경독성을 지닌 아크릴아마이드가 만들어진다는 사실이 알려졌습니다. 아크릴아마이드는 아미노산과 당류가 섭씨 120도 이상으로 가열될 때 생깁니다. 아크릴아마이드 논란은 감자튀김 때문에 번졌지만, 감자튀김만 문제가 되는 것은 아닙니다. 빵도 바싹 굽거나 태우면 아크릴아마이드가 많아집니다. 감자와 빵 같은 탄수화물이 많은 식품을 먹을 때는 황금빛을 띨 때까지만 구우면 좋습니다. 갈색을 띤 상태에서 먹으면 조금 더 고소하고 맛있겠지만, 아크릴아마이드를 생각하면 피하시는 편을 추천합니다.

뚜껑을 덮은 채 단시간 채소를 데쳐서 먹으면 채소의 이점을 극대화할 수 있다

채소와 과일이 건강에 도움이 되는지 관찰한 연구에서 과일을 적정량 먹는 경우에는 항상 건강에 도움이 되는 것으로 보고됩니다. 반면 채소는 건강에 도움이 된다는 연구와 그렇지 않다는 결과가 혼재합니다. 채소가 과일보다 당분이 낮아 더 건강할 것 같은데 이런 애매모호한 결론이 나타나는 이유가 뭘까요? 가장 큰 이유는 과일은 생으로 먹지만, 채소는 볶음이나 튀김처럼 기름을 써서 익혀 먹는 경우가 대부분이고 생으로 먹을 때에도 달달하고 기름기 많은 드레싱을 첨가하기 때문입니다.

채소의 영양소 손실을 최소로 하는 조리법은 수증기를 이용한 찌기입니다. 그렇지만 번거롭기도 하고 쪄서 먹는 요리 종류가 많지 않아 자주 활용하기는 어렵습니다.

한식의 독특한 조리법인 삶기와 데치기도 좋은 채소 조리 방법입니다. 채소를 삶거나 데쳐 먹으면 질산염 같은 독성물질이 물로 빠져나가고 부피가 줄어들어 많은 양을 부담 없이 먹을 수 있습니다. 삶거나 데치는 과정에서 비타민B, 비타민C 같은 수용성비타민이 파괴되거나 손실되긴 하지만 조리 시간을 줄이면 손해를 줄일 수 있습니다. 그러니 뚜껑을 덮고 단시간 삶아줍니다. 물과 닿는 면적이 넓을수록 손실이 크므로 자르지 않거나 크게 잘라서 데치는 것이 좋습니다.

김치, 젓갈, 장아찌, 게장을 한꺼번에 먹는 건 금물!

한없이 몸에 이로운 채소이지만, 채소에도 권장하지 않는 조리 방법이 있습니다. 바로 소금(염분)에 절인 채소, 즉 염장 채소입니다. 염장은 채소에 잡균이 자라지 못하도록 오랫동안 보관하는 방법이지만 염분은 채소의 장점을 상쇄하고 남을 만큼의 건강 문제를 일으킵니다. 혈압을 높여 심혈관질환을 일으키고, 염분이 닿는 소화기인 구강, 식도, 위점막에 암 발생을 증가시키고, 소변으로 칼슘을 배설시켜 골다공증 위험을 높입니다. 무엇보다 짜게 먹으면 많이 먹게 되기 때문에 비만과의 관련성도 주의해야 합니다.

대표적인 염장 채소인 김치는 한국인의 밥상에 없어서는 안 될 음식입니다. 40~50그램 접시로 하루 두세 접시 정도는 큰 걱정 없이 먹어도 됩니다. 단, 젓갈, 오이지, 장아찌 같은 다른 염장 음식 섭취를 최대한 줄이세요. 간장에 절인 해산물인 연어장, 새우장, 게장, 전복장 같은 ○○장도 줄여야 합니다.

채소를 먹을 때 소금 대신 식초, 레몬, 설탕, 고춧가루, 후추, 겨자, 고추냉이, 파, 마늘, 생강 등의 양념을 활용한다면 염분 섭취도 줄이고 좀 더 고급스러운 맛을 즐길 수 있습니다.

몸에 좋은 매실이어도 설탕에 절여 먹으면 몸에 좋다고 할 수 없다

요즘 살림 좀 하는 집에 있는 머스트 해브Must-have 아이템이 바로 매실청입니다. 매실청이 필요한 레시피도 많습니다. 저처럼 단수 낮은 주부는 레시피에 매실청이 들어 있으면 뭘로 대체하나 고민하기 일쑤입니다.

매실청을 비롯한 도라지청, 대추청, 생강청, 라임청, 유자청 등 청류를 만드는 과정을 보면 설탕이 정말 많이 들어갑니다. 아무리 몸에 좋은 식자재를 썼다고 해도 전체 무게의 50퍼센트 이상을 설탕이 차지한다면 건강한 식품이라 보기 어렵습니다. 설탕과 비슷하거나 그보다 약간 나은 수준으로 여겨야 합니다. 한국소비자원에서 진행한 연구에 따르면, 시중에서 판매되는 매실청 음료를 하루 두 잔만 마셔도 하루에 권고되는 당분을 거의 대부분 섭취하게 됩니다. 그래서 과도한 매실청 섭취를 자제할 것을 권하고 있습니다.

과거에는 신선한 채소와 과일을 먹을 수 있는 계절이 짧아서 음식을 오랫동안 보관하기 위해 설탕에 절여 청으로 만들어 먹었습니다. 하지만 계절 상관없이 신선한 채소와 과일을 마음껏 먹을 수 있는 요즘에도 굳이 청으로 만들어 먹을 필요가 있을까 하는 것이 저의 개인적 생각입니다. ○○청은 설탕이 필요한 음식에서 설탕 대신 사용하는 정도로 활용하길 권합니다. ○○청만을 섭취하기 위해 음료로 만들어 마시는 것은 권장하지 않습니다.

○┅ KEY POINT

아무리 몸에 좋은 식재료여도 조리 방법을 제대로 선택하지 않으면 재료가 가진 장점이 희석됩니다. 고기와 생선, 채소는 삶거나 쪄서 먹는 게 가장 좋습니다. 염장을 하거나 설탕에 절인 요리는 가급적 피하세요.

아침은 공주처럼, 점심은 시녀처럼, 저녁은 거지처럼 먹어야 할까?

"아침은 공주처럼, 점심은 시녀처럼, 저녁은 거지처럼 먹으라" 하는 이야기를 듣곤 합니다. 아침을 잘 챙겨 먹고 저녁을 과식하지 말라는 의미에서 나온 다이어터의 불문율입니다. 아침 결식과 저녁 폭식, 야식 문화에서 비롯된 조언이 아닌가 합니다.

한국인의 절반 이상이 아침을 먹지 않는다
아침 결식은 저녁 폭식과 야식을 부른다

많은 사람들이 아침을 굶거나 커피 한 잔 정도로 매우 간단하게 때웁니다. 바쁘고 귀찮으니 점심도 대충 먹습니다. 오랫동안 먹을 것이 부족한 환경에서 살아온 인류는 언제 또 먹을 것을 얻을 수 있을지도 모른다는 불안감에 굶는 시간이 길어지면 식욕이 폭발하게끔 진화했습니다. 그러니 하루 종일 거의 굶었다면 저녁에는 식욕이 폭발할 수밖에 없습니다. 일단 저녁을 배불리 먹고, 그러고 나서도 허기져서 먹을 것을 더 찾게 됩니다. 술도 고파집니다. 참아야지 하다가도 "먹고 죽은 귀신이 때깔도 좋다"라는 말을 떠올리며 냉장고를 뒤지거나 야식을 배달시킵니다. 잔뜩 먹고 배가 빵빵한 상태에서 잠드니 다음 날 속이 거북해지고 혈당이 높아집니다. 그러면 다시 아침을 굶거나 커피 한 잔으로 때웁니다. 악순환입니다. 심한 경우 하루 중 섭취하는 음식의 절반 이상을 저녁 식사 후, 해 지고 난 후 먹는 야간식이증후군Night Eating Syndrome이 나타나기도 합니다.

우리 몸은 낮에는 움직이고 저녁과 밤에는 쉬도록 설계되어 있습니다. 활동하는 낮에는 일정 시간 간격을 두고 뭔가를 먹어서 필요한 칼로리와 영양소를 공급해주어야 합니다. 그런데 결식에서 폭식, 야식으로 연결되는 습관을 들이면 일하는 낮에는 칼로리와 영양소가 공급되지 않아 몸이 지치고 쉬는 저녁과 밤에는 위와 장이 과로하여 소화기질환이 발생합니다. 또한 필요하지 않은 시간에 공급된 과도한 칼로리는 체지방으로 쌓입니다.

삼시세끼를 질 좋은 음식으로 챙겨 먹되
아침은 살짝 적게, 점심과 저녁은 충분히

영양 관련 학회에서 권유하는 아침, 점심, 저녁 식사의 배분은 1:1:1입니다. 하지만 아침에 잠에서 덜 깬 상태에서는 식욕도 별로 없고 소화관도 깨어나지 않아 뭘 먹어도 더부룩합니다. 출근이나 등교를 해야 하면 느긋하게 아침 먹을 시간도 부족합니다. 이런 사람들에게 아침을 점심이나 저녁만큼 잘 챙겨 먹어야 한다고 권하는 건 어쩌면 무리입니다. 그래서 저는 아침, 점심, 저녁 식사 비율이 0.7:1:1이 적당하다고 생각합니다. 부족한 양은 아침과 점심 사이, 점심과 저녁 사이, 저녁 식사 후에 간식으로 보충하면 됩니다.

몸매와 건강을 위한 삼시세끼 배분으로 굳이 아침은 공주처럼, 점심은 시녀처럼, 저녁은 거지처럼 먹을 필요는 없습니다. 공주가 먹음 직한 질 좋은 음식을 선택하되, 아침은 살짝 적게, 점심과 저녁은 충분히 먹으면 됩니다. 그러면 낮에는 활동에 필요한 영양분을 공급받을 수 있고, 밤에는 위장관을 쉬게 하여 숙면을 취할 수 있습니다.

평생 아침을 안 먹은 사람도 건강을 위해
습관을 바꿔야 할까?

하루 두 끼 식사가 이미 굳어졌고 그것으로 하루에 필요한 에너지와 영양소를 충분히 공급받고 있다면 굳이 세 끼로 늘릴 필요는 없습니다. 단, 세 끼를 먹는 사람이 바빠서 두 끼나 한 끼를 먹으면 필요한 에너지와 영양소를 충분히 얻기 어렵습니다. 또한 세 끼에 맞춰져 있는 위장관이 정해진 식사 시간이 되면 결식을 해도 음식이 들어오는 것처럼 소화효소를 분비하기에 속쓰림 같은 위장증상이 생길 수 있습니다. 하루 두 끼냐 세 끼냐보다 중요한 건 매끼 정해진 시간에 양질의 음식을 정량으로 먹고 있는지입니다.

○━ KEY POINT

현실적으로 아침과 점심과 저녁 식사의 비율을 0.7:1:1로 하기를 권합니다. 삼시세끼를 다 챙기지 않더라도, 규칙적으로 정해진 시간에 양질의 음식을 정량으로 먹는 것이 가장 중요합니다.

밥부터 먼저 먹어야 할까?
반찬부터 먼저 먹어야 할까?

식사를 할 때 밥부터 먼저 손이 가나요? 반찬부터 먼저 손이 가나요?

밥, 달걀프라이, 시금치나물이 있는 밥상을 상상해봅시다. 이 중 가장 빨리 소화가 되는 음식은 무엇일까요? 바로 밥입니다. 이 중에서 탄수화물이 가장 많은 음식은 무엇일까요? 이것도 밥입니다. 밥이 가장 탄수화물도 많고 소화도 빠르니 식사하면서 밥을 먼저 먹으면 혈당과 인슐린이 빨리 많이 올라갑니다. 급격하게 높아진 혈당과 인슐린은 산화, 염증, 노화의 주범입니다.

반면 탄수화물이 적고 소화가 느린 달걀프라이와 시금치

나물을 먼저 먹고 나중에 밥을 먹으면 혈당이 천천히 오릅니다. 혈당이 천천히 오르면 인슐린도 꼭 필요한 적당량만 천천히 분비됩니다. 달걀과 나물로 어느 정도 배가 찬 후라 뒤에 먹는 밥의 양도 줄어듭니다. 게다가 단백질과 채소 반찬은 밥보다 오래 씹어야 하기 때문에 식사 시간을 길어지게 합니다. 그러므로 먹는 순서를 바꿔 단백질과 채소 반찬을 먼저 먹고 이후에 밥을 먹는 것이 혈당과 뱃살 관리에 좋은 식사법입니다.

식탁 위에 차려진 반찬을 절반 정도 먹고 나서 밥과 반찬을 함께 먹자

채소를 먼저 먹고 그다음에 단백질 반찬을 먹은 후 마지막으로 밥을 먹는 '거꾸로 식사법'이 유행한 적도 있습니다. 하지만 채소로 배가 부르고 나면 소화가 더딘 단백질 식품을 충분히 먹을 수 없습니다. 그러면 건강해지기 전에 힘부터 빠질지도 모릅니다.

한 상으로 차려서 나오는 한식에서는 완전한 거꾸로 식사법보다는 반찬을 먼저 먹고 밥을 나중에 먹는 '반찬 먼저 식사법'이 현실적으로 더 낫습니다. 밥 없이 반찬을 전부 다 먹고 반찬 없이 밥을 먹기보다는, 반찬부터 절반 정도 먹고 나서 밥과 반찬을 함께 먹는 방식을 시도해보세요.

'반찬 먼저 식사법'은 혈당치의 상승을 완만하게 하고 포만감을 부르는 식사법이지만, 이 방법을 써도 5분 만에 식사를 마치면 의미가 없습니다. 채소, 단백질, 탄수화물이 동시에 배 속에서 만나게 되거든요. 이 방법이 효과를 발휘하려면 최소 20분은 시간을 들여서 천천히 꼭꼭 씹어 먹어야 합니다.

○━ KEY POINT

밥을 먼저 먹는 습관은 혈당과 인슐린을 급격하게 높입니다. 혈당과 인슐린 반응을 낮추기 위해 반찬을 반 정도 먼저 먹고, 밥과 반찬을 먹는 습관을 길러보세요.

한 끼의 식사에도
공식이 필요하다

살면서 매일 챙겨 먹어야 하는 영양소는 지금까지 밝혀진 것만 해도 30~40가지가 넘습니다. 그런데 아침, 점심에 칼슘이 부족했으니 저녁에는 칼슘을 더 먹어야지 또는 아침, 점심에 식이섬유를 충분히 먹었으니 저녁에는 채소를 먹지 말아야지 하는 사람은 아마 없을 겁니다. 전문적으로 영양학을 공부하는 사람들도 세세하게 개별 영양소의 충분과 부족을 따져가며 식단 관리를 하진 못할 겁니다.

그렇다면 이 많은 영양소를 일상에서 넘치지도 부족하지도 않게 골라 먹으려면 어떻게 해야 할까요? 바로 식사 공식에 따라서 먹으면 됩니다. 아주 간단합니다.

한국인을 위한
건강한 상차림

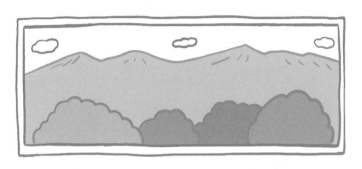

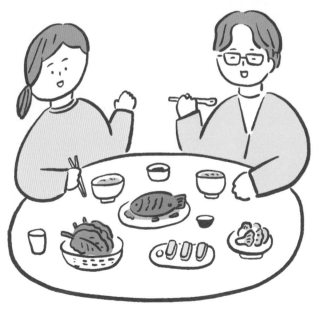

한국인을 위한 건강한 식사 공식

하루 세 번 현미나 잡곡밥 + 국이나 찌개 + 김치
+ 단백질 반찬 하나 + 나물 반찬 둘
하루 한 번 과일 한두 조각 또는 유제품 간식

하루 세 번 매 끼니 밥과 국이나 찌개, 반찬으로는 김치, 단백질 반찬 한 가지, 나물 반찬 두 가지 이렇게 먹으면 됩니다. 조금 더 자세히 설명하자면 다음과 같습니다.

- 밥은 백미보다는 현미와 잡곡밥, 콩밥이 좋습니다. 취향에 따라 소화력이 받쳐주는 만큼까지 잡곡, 현미, 콩을 섞어서 먹으면 됩니다.
- 국이나 찌개를 꼭 먹어야 한다는 사람들도 많습니다. 그렇다면 먹기는 먹되 건더기 위주로 먹습니다. 국물은 건더기를 부드럽게 넘기는 용도로만 먹습니다.
- 단백질 반찬은 편식하지 말고, 살코기, 닭고기, 생선, 해산물, 달걀, 콩류와 두부를 번갈아가며 매 끼니 달걀 크기만큼 먹습니다.
- 나물 반찬 두 접시를 먹습니다. 두 접시 중 하나는 샐러드나 생채처럼 익히지 않는 채소를 선택하면 더 좋습니다.
- 간식으로는 빵, 과자나 달달한 커피보다 우유나 요거트 같은 유제품이나 과일 한두 조각을 추천합니다. 살찔 걱정이 없다면 견과류를 가

볍게 한 줌 먹어도 좋습니다.

매일 식사 공식에 맞춰 먹으면 임신과 수유 중, 질병 치료 중, 수술 후 회복기처럼 특정 영양소가 더 많이 필요한 경우를 제외하고는 영양소 부족이 생기지 않습니다. 굳이 비싼 돈을 들여 종합비타민을 추가로 먹을 필요도 없습니다. 단, 음식에 는 거의 존재하지 않아 아무리 잘 챙겨 먹어도 식사 공식으로 는 채울 수 없는 비타민D만은 영양제로 챙겨 먹는 것이 좋습 니다.

○─┐ KEY POINT

일일이 영양소의 종류와 양을 따져가며 먹기란 현실적으로 쉽지 않습니다. 하루에 필요한 영양소를 부족하지 않게 챙겨 먹을 수 있는 간단한 식사 공 식을 익혀두면 좋습니다. '잡곡밥 + 국이나 찌개 + 김치 + 단백질 반찬 하 나 + 나물 반찬 둘 = 건강한 한 끼'만 기억해주세요.

하루에 한 번 많이 먹기
vs. 조금씩 자주 먹기

체중을 관리한다고 1일 1식의 간헐적 단식을 선언하신 동료 교수님이 계셨습니다. 다짐을 들은 지 한참 지났는데도 몸무게가 그대로인 듯하고 심지어 살이 조금 더 찐 것처럼 보였습니다. 속으로 궁금해하던 차 직원식당 배식 코너에서 그 교수님을 우연히 뵙고 웃지 않을 수 없었습니다. 네모난 식판 위에 밥이며 김치, 메인 반찬, 사이드 반찬이 수북수북 쌓여 있었습니다. 눈짐작으로 일반적인 한 끼 식사량의 네다섯 배 정도를 한꺼번에 드시는 듯했습니다. 하루에 한 번 식사를 하는데 살이 찐 이유는 그 한 끼에 다른 사람 서너 끼 양을 먹기 때문이었습니다.

삼시세끼를 제대로 잘 챙겨 먹는 것이 식단 관리의 기본

지금은 아침, 점심, 저녁 하루 세 번 식사가 기본으로 여겨지지만 인류가 하루 세 번 밥을 먹은 지는 얼마 되지 않았습니다. 로마제국에서는 하루 한 번의 식사가 건강하다고 생각하여 오후 4시경 한 번에 많은 양을 먹었습니다. 산업혁명 이후 일터로 나가기 전 칼로리를 공급받기 위해 뭔가를 먹어야 하기 때문에 아침 식사가 중요해졌고, 전구가 밤을 밝힐 수 있게 되면서 어두워진 후로 저녁 식사 시간이 미루어졌습니다.

한꺼번에 많이 먹는 것이 좋은지, 조금씩 여러 번에 걸쳐 나누어 먹는 것이 좋은지는 지금까지도 논란의 대상입니다. 미국 심장학회는 지금까지의 연구 결과를 바탕으로 어떻게 끼니를 나누어 먹는 것이 건강에 도움이 되는지에 대한 잠정 결론을 제시하고 있습니다.[1]

첫째, 한두 번에 걸쳐 왕창 먹는 것보다 자주 먹는 것이 혈압, 혈당, 콜레스테롤, 대사질환 관리와 비만 예방에 도움이 됩니다. 물론 자주 먹으면서 많이 먹는 건 금물입니다. 섭취 총량이 같다는 전제 아래 여러 끼니로 나누어 먹는 것이 한두 번에 몰아 먹는 것보다 건강합니다. 그렇다고 해서 하루 종일 찔끔찔끔 계속 먹으라는 뜻은 아닙니다. 아침, 점심, 저녁을 제대로 먹고 사이사이에 한두 번 간식을 먹는다는 의미입니다.

둘째, 아침은 하루 중 가장 중요한 끼니입니다. 아침 식사를 챙긴다고 살이 빠지진 않지만, 아침을 먹는 사람들이 전반적으로 더 건강한 식습관을 갖고 있고 심혈관계 위험도가 낮으며 특히 혈당 수치와 당대사가 좋습니다. 아침을 먹는 건 점심과 저녁 식사를 위한 혈당 낮추기 예행연습과 같습니다. 아침 식사로 혈당 낮추기 예행연습을 완료하면 점심과 저녁 식사 후에 인슐린과 인슐린 유사 성장 인자의 분비량이 증가해 혈당이 치솟는 현상을 막아줍니다.[2] 반면 아침을 먹지 않고 점심과 저녁을 먹으면 식사 후 상승한 혈당을 빨리빨리 낮추지 못합니다.

아침을 정오쯤에 먹고 이후 점심과 저녁도 먹는다는 사람들도 있습니다. 중요한 건 기상 후 첫 번째 식사까지의 공복 시간입니다. 아침 식사를 뜻하는 영단어 breakfast는 break(깬다) + fast(공복)입니다. 긴 공복 상태를 벗어나려면 기상 후 한두 시간 안에 아침을 먹는 게 좋습니다. 당뇨나 전당뇨가 있으면 아침을 챙겨 먹어야 당 조절에 유리합니다.

셋째, 규칙적으로 식사합니다. 하루에 필요한 칼로리와 영양소를 불규칙하게 몰아서 섭취하기보다는 깨어 있는 시간 동안 골고루 분배해서 규칙적으로 정해진 양을 섭취해야 합니다. 당연하지만 잘 지키기 어려운 원칙입니다. 규칙적으로 먹어야 정량을 먹기 쉽습니다. 불규칙적인 식사는 과식을 부릅니다. 규칙적으로 칼로리와 영양소가 공급되어야 우리 몸은 긴 공복으로 인한 기아에 대비하기 위해 섭취한 음식을 지방으로 바꿔 쌓아두는 노력을 할 필요가 없어집니다. 또한 영양소와 칼로리가 부족해 비상사태를 선언하는 일도 막을 수 있습니다.

⊶ KEY POINT

하루 세 끼니 식사와 한두 번의 간식을 규칙적인 시간에 정량 먹는 것이 중요합니다. 기상 후 공복이 길어지지 않도록 아침을 가급적 챙겨 먹습니다.

프랑스인은 식사 시간이
두 시간이라는데
한국인은 20분만이라도

저는 식사 속도가 매우 빠릅니다. 급한 성격을 타고난 데다가 아이 셋을 키우면서 직장 생활까지 하다 보니 빨리 먹지 않으면 밥을 못 먹는 일이 생겨 생존 본능으로 후다닥 먹게 되었습니다.

문제는 아이들이 다 커서 조금 여유로워진 지금도 빨라진 식사 속도가 다시 느려지지 않는다는 겁니다. 어떤 때는 씹고 삼켰는지 그냥 삼켰는지 기억이 안 날 때도 있습니다. 제 식습관 중 가장 나쁜 부분입니다.

한국인의 절반 이상은 밥 먹는 데 10분도 채 걸리지 않는다

저뿐만이 아닙니다. 바쁜 일상을 사는 한국인의 식사 속도는 매우 빠른 편입니다. 고려대학교에서 건강검진 수검자 8771명을 대상으로 조사한 결과에 따르면 조사 대상의 과반수가 10분 미만으로 식사를 마쳤고 약 90퍼센트는 식사 시간이 채 15분을 넘기지 않았습니다.[3] 과연 빨리빨리 민족입니다. 빠른 식사 속도 덕분에 시간을 아낀다는 장점도 있지만 단점도 무척 많습니다.

우선 소화기관에 부담이 됩니다. 입안에서 충분히 씹으면 음식물이 잘게 쪼개지는 동안 소화효소를 가진 침 분비량이 늘어납니다. 그래야 구강 내 소화가 충분히 이루집니다. 두세 번 대충 씹고 삼키면 입안에서의 소화 과정이 생략된 채 음식물이 위로 넘어갑니다. 그래서 위에서 담당해야 하는 소화 과정에 과부하가 걸려 위장 장애가 생기기 쉽습니다.

그리고 빨리 먹으면 많이 먹게 됩니다. 배부른 느낌을 주는 식욕 억제 호르몬인 렙틴은 식사 시작 후 최소한 15분은 지나야 분비됩니다. 렙틴이 뇌의 포만중추를 자극해야 '그만 먹어라' 하는 신호가 접수됩니다. 그런데 15분 이내로 식사를 빨리 마치면 렙틴이 분비되지 않아 포만감이 들지 않기 때문에 더 많이 먹습니다. 정신없이 먹고 난 후에야 배부른 느낌이 옵니다. 그래서 식사 속도가 빠를수록 비만, 당뇨병, 고지혈증, 지방간 위험도가 높아집니다.

빨리 먹을 수 있는 음식을 떠올려보세요. 현미밥보다는 흰쌀밥이 빨리 먹을 수 있습니다. 바게트보다는 슈크림이, 밥보다는 국수가, 과일보다는 과일주스가 덜 씹어도 목구멍으로 부드럽고 쉽게 넘어갑니다. 자연에 가까운 음식은 거칠어서 제대로 씹지 않고 넘기기 어렵습니다. 가공도가 높을수록 부드러워지기 때문에 빨리 먹을 수 있습니다. 식사 속도가 빠르다면 내가 먹고 있는 음식의 가공도가 높은지도 점검해보아야 합니다.

천천히 먹기 위해 최소 20분 동안 식사하되
한 번에 20회씩 씹어보자

소화기관이 매우 튼튼해서 위장 장애가 없고 날씬해서 과식도 문제 되지 않는다 해도 10분 이내 소나기밥은 또 다른 문제가 있습니다. 우리가 먹는 이유는 영양소 섭취만을 위해서는 아닙니다. 학교와 직장에서의 점심시간은 오아시스 같은 휴식시간이고 가족과의 저녁 시간은 일상의 크고 작은 경험과 상처를 대화로 나누고 보듬는 시간입니다.

음식의 맛을 음미하며 집중해서 천천히 먹기 위해 필요한 최소한의 시간은 20분입니다. OECD 국가 중 프랑스인의 식사 시간은 하루 두 시간이 넘습니다. 포도주도 마시고 음식도 먹습니다. 2시간 11분으로 OECD 국가 중에서도 최장입니다.[4] 한국에 40년째 거주한 프랑스인이 쓴 글을 읽은 적이 있습니다. 한국에 사는 프랑스인들은 '한국인은 왜 그리 음식을 빨리 먹느냐'라고 묻고, 한국인은 '프랑스인은 몇 시간 동안 식사를 한다는데 정말이냐'라고 묻는다고 합니다. 프랑스인처럼 두 시간까진 아니어도 끼니당 최소 20분은 확보합시다.

그리고 음식을 음미하면서 천천히 씹읍시다. 건강을 위해서 50회를 씹으라, 100회를 씹으라, 여러 조언이 있지만 실제로는 불가능합니다. 도 닦는 것이 목표가 아니라면 20회 정도의 저작을 목표로 잡는 것이 합리적입니다. 식사 속도가 빠른 사람은 20회 씹기도 처음에는 쉽지 않습니다. 이런 사람들은 입안이 가득 찬 상태에서 음식물을 추가로 넣지 않기 위해 씹는 동안 수저를 내려놓는 편이 좋습니다.

⊶ KEY POINT

매끼 최소한 20분의 식사 시간은 확보합니다. 음식물은 입안에서 20회 정도는 씹어줍니다.

간식으로
어떤 음식이 좋을까?

간식의 사전적 정의는 식사와 식사 사이 간단하게 먹는 음식입니다. 빈 위장을 채워 다음 식사까지 버틸 에너지를 주면서, 한편으로는 식사에서 부족한 영양소를 보충하는 역할도 합니다. 그렇기 때문에 간식으로 좋은 음식은 평상시 식사에서 부족해지기 쉬운 영양소가 듬뿍 들어 있는 음식입니다.

도움 안 되는 간식, 쌀가루와 밀가루 음식

한국인이 가장 많이 먹는 간식은 유제품, 술을 포함한 음료, 과일, 쌀가루와 밀가루 음식입니다. 이 중 대망의 1등은 빵, 떡, 국수, 라면, 케이크 같은 쌀가루와 밀가루 음식입니다. 탄수화물 간식은 가격이 싸고 여기저기서 쉽게 구해 먹을 수 있고 거기다 맛있기까지 합니다. 잘 상하지도 않아 오래 두고 먹을 수 있습니다. 많은 집에서 냉동실 한자리를 차지하고 있는 냉동된 떡을 떠올려보세요.

한국인은 밥심으로 산다는 말이 있을 정도로 삼시세끼 밥을 주로 먹습니다. 거기에 간식으로 탄수화물 식품이 더해지면 탄수화물이 넘쳐납니다. 천연식품인 감자, 고구마, 옥수수, 밤은 괜찮지 않냐고 생각하는 사람들이 많은데, 이 또한 탄수화물 식품인 건 매한가지입니다.

식사는 대충 하고
건강한 간식거리를 찾아 헤매는 건 주객전도

쌀가루와 밀가루 음식, 고구마, 감자, 옥수수, 밤이 아니면서 부족하기 쉬운 영양소를 채워주는 간식으로 세 가지 정도를 추천합니다. 첫째는 유제품 한 개(1장 '우유가 몸에 안 좋다던데 그만 먹어야 할까?' 참고)이고 둘째는 견과류 한 줌(4장 '[반드시 챙기기] 견과류' 참고)이며 셋째는 약간의 과일(4장 '[적당량 섭취] 과일' 참고)입니다.

간식에서 섭취하는 에너지는 총에너지 섭취량의 10퍼센트 이하인 200칼로리 이내가 적절합니다. 유제품, 견과류, 과일 중에서 하루에 한두 가지를 골라 먹으면 됩니다. 물론 식사를 많이 한 날에는 간식을 생략해도 됩니다. 한 끼를 거른 날에는 간식 양을 늘리는 것이 좋습니다. 식사와 간식의 조화가 중요합니다.

좋은 간식이 의미 있으려면 매끼 식사가 충실해야 합니다. 매끼 식사는 대충 때우면서 건강한 간식거리를 찾는 건 주객전도나 다름없습니다. 균형 잡힌 세끼 식사가 담보되어야 건강한 간식이 빛을 발합니다.

○┓ **KEY POINT**

간식으로 탄수화물 식품은 좋은 선택이 아닙니다. 유제품, 견과류, 과일이 좋습니다.

먹고 난 후
최악의 습관

    앉아 있는 시간이 길어질수록 고혈압, 당뇨병, 심장병은 물론 암에 걸릴 위험이 높아지고 수명이 짧아집니다. 그런데 하루 중 앉아 있는 것이 건강에 특히 나쁜 시간이 있습니다. 바로 식사 후입니다. 우리는 위장을 채우기 위해 밥을 먹는 것이 아니고, 위장을 채워 머리와 몸을 움직이기 위한 에너지와 영양소를 얻기 위해 식사합니다. 막상 에너지를 얻었는데 움직이지 않는다면 음식으로 섭취한 에너지가 혈당을 높이고 지방으로 바뀌어 차곡차곡 체내에 쌓입니다.

세상에서 가장 나쁜 습관은 먹고 나서 바로 눕는 것

그런데 먹고 나서 자리에 앉아 있는 것보다 더 나쁜, 제가 생각하기에 세상에서 가장 나쁜 습관이 있습니다. 바로 먹고 나서 바로 눕는 것입니다. 먹으면 소화를 시키기 위해 부교감 신경계가 활성화되어 느긋해지고 이완됩니다. 게다가 소화를 위해 위장관으로 가는 혈액이 두세 배 증가하고 뇌로 가는 혈액이 상대적으로 줄어들어 나른해지고 졸립니다. 잠들기 쉬운 조건이지요. 점심 먹고 깜빡깜빡 조는 이유와 저녁 먹고 누워서 TV 보다가 깜빡 잠드는 이유입니다.

먹고 눕기는 삼중으로 건강에 타격을 줍니다. 첫째, 섭취한 에너지를 사용하지 않아 내장지방으로 쌓입니다. 둘째, 음식물이 위 안에 가득 들어 있는 상태에서 누우면 위산과 음식물이 식도로 역류해 식도염이 생깁니다. 그러면 속이 쓰리고 더부룩해집니다. 마지막으로, 위장관에 일을 시키고 잠들면 분주한 위장관 때문에 잠의 깊이가 얕아져 숙면을 이루지 못합니다.

눕기 전에는 어떤 음식을 먹어도 건강에 나쁩니다. 진시황의 불로초라 해도 먹고 바로 누우면 건강에 나쁠 수 있습니다. 제가 어렸을 때만 해도 부모님들이 먹고 눕는 아이들에게 '먹고 누우면 음매 소 된다!' 하며 협박 아닌 협박을 했습니다.

밥을 먹고 나면 그대로 앉아 있지 말고 5분이라도 움직이자

그러면 먹고 나서 언제 누우면 좋을까요? 위장 내 음식물이 소화된 후 눕는 것이 좋습니다. 음식물이 소화되려면 젊은 사람은 최소 두 시간, 나이 든 사람은 최소 세 시간 정도가 필요합니다. 성장호르몬과 수면호르몬의 왕성한 분비를 위해 권유되는 수면시간은 저녁 11시 전입니다. 역으로 계산해보면 젊은 사람은 저녁 9시 전에, 나이 든 사람은 저녁 8시 전에 마지막 식사나 간식을 마치는 것이 좋습니다.

먹고 난 후에는 무엇을 해야 할까요? 다리를 가볍게 움직여주세요. 아일랜드의 연구에 의하면 식후 2~5분의 짧은 걷기도 혈당 조절에 효과적입니다. 밥을 먹고 나서 바로 화장실을 다녀오거나 커피를 사러 가거나 계단을 몇 층 오르는 등 짧은 시간이라도 다리운동을 해주면 위장관 건강과 만성질환 관리에 도움이 됩니다.[5]

⌐ KEY POINT

먹고 나서 눕는 것은 최악의 습관입니다. 식사를 하고 나서 그대로 앉아 있지 말고 2~5분이라도 가볍게 다리운동을 해보세요.

6장

건강하게 먹기 위해
챙겨야 하는 것들

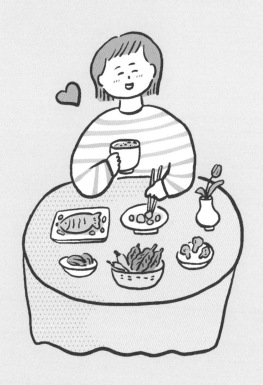

외식을 할 때는
이렇게 하자

외식은 현대인이라면 도저히 헤어질 수 없는 영양 공급 방법입니다. 학교나 직장을 다닌다면 최소한 하루 한 번 이상은 외식을 하게 됩니다. 저처럼 하루 두 끼 이상을 집 밖에서 먹는 사람도 많습니다.

외식은 짜고 달고 기름지고 자극적이어서
과식할 확률을 높인다

구내식당을 제외한 외식은 집에서 조리해 먹는 음식보다

더 짜고 달고 기름지고 자극적일 가능성이 높습니다. 맛있어야 더 많은 손님이 찾으므로 식당들이 건강만을 모토로 장사하기는 어렵기 때문입니다. 맛있는 데다 '내돈 내산'이라 남기면 아까우니 외식할 때는 집에서보다 더 많이 먹게 됩니다. 특히 주말에 기분 내기 위한 외식은 십중팔구 과식으로 연결됩니다.

외식이 무조건 건강에 나쁘다고 할 수는 없습니다. 무엇을 골라 어떻게 먹느냐에 따라 외식이 건강에 도움이 될 수도 건강을 해칠 수도 있습니다. 외식을 피할 수 없다면 건강하게 먹는 방법을 고민해보아야 합니다. 가격 제한 없이 맛있으면서도 건강한 음식을 마음껏 먹을 수 있다면 상관없겠지만, 가성비를 따지려면 선택이 제한적이기 때문입니다.

한식: 다양한 반찬이 제공되는 백반집을 자주 가되 국, 찌개, 젓갈 등 염분이 많이 든 음식을 주의한다

한국인의 외식 세 번 중 두 번은 한식으로, 한식당은 한국인이 가장 자주 찾는 외식 장소입니다. 한식은 밥과 김치를 기본으로 하고 어육류와 풍부한 채소 반찬이 제공되기 때문에 탄수화물, 지방, 단백질이 골고루 들어 있는 균형식입니다. 특히 한식의 쌀은 양식의 밀과 달리 가루로 만들지 않고 익혀서 제공되기 때문에 당지수가 낮습니다. 한식의 나물은 채소를 익혀 제공하므로 부피가 적어 부담 없이 먹을 수 있습니다. 많아 보이는 시금치 한 단도 데치고 나면 두 주먹 안에 들어갈 만큼 부피가 줄어듭니다. 그런 만큼 샐러드보다 많은 양의 채소를 편하게 먹을 수 있다는 것도 한식의 장점입니다.

한식 중에 골라본다면 재료의 다양성이 떨어지는 덮밥, 볶음밥, 면류보다는 다양한 식재료를 사용한 반찬들이 제공되는 메뉴가 좋습니다. 백반, 쌈밥, 비빔밥, 두부 요리나 생선 요리가 칼로리가 높지 않으면서 영양이 균형 잡힌 좋은 선택입니다. 반면 한정식은 다양한 음식을 먹는다는 장점이 있지만 주는 대로 먹다 보면 과식하게 되므로 선택하지 않는 편이 낫습니다.

주의가 필요한 한식은 국, 탕, 찌개 등 국물 요리입니다. 한국인의 염분 섭취량은 줄어들고 있기는 하지만 아직도 권장량의 두 배나 됩니다. 염분 섭취량을 높이는 주범이 바로 국물 요리입니다. 국물 섭취를 줄이기 위해 숟가락을 쓰지 않고 젓가락으로만 식사하라고 권하기도 합니다. 젓갈도 염분이 매우 높으니 한두 조각만 먹어야 합니다.

고깃집은 한식을 제공하기는 하지만 양식처럼 고기가 메인이어서 백반에서 고기반찬을 먹을 때보다 더 많은 고기를 먹게 됩니다. 대부분의 고깃집이 기름진 고기를 구워서 제공하는

데 기름기 많은 단백질 식품을 고온에서 조리하면 발암물질이 생길 수 있습니다. 물론 찜이나 수육, 샤부샤부로 먹는 것이 좋긴 하지만 맛있는 구운 고기를 포기하기란 어렵습니다. 한 달에 한 번 정도, 한 번에 1인분 이내로 먹고, 고기 한 점당 발암물질을 제거할 수 있는 항산화영양소가 많은 쌈 채소를 두세 장 같이 먹는 것이 좋습니다.

양식: 식전 빵은 올리브유에 찍어 한두 조각만,
평상시 잘 먹어보지 못했던 음식으로 메인 요리를 고르고
케이크와 아이스크림 후식은 거절한다

양식은 음식을 한 번에 내오는 한식과 달리 순서에 따라 차례차례 서빙합니다. 그래서 양 조절을 잘 못하면 배가 너무 부르기도 하고 허전하기도 합니다. 어떤 음식이 서빙될지 미리 살펴보고 음식 양을 조절하는 것이 좋습니다.

가장 많이 낭패 보는 경우가 전채로 나오는 빵을 너무 많이 먹어버리는 것입니다. 특히 버터나 잼을 잔뜩 발라 먹으면 당분, 포화지방, 칼로리 과잉이 됩니다. 배가 고프고 입이 심심해도 식전 빵은 버터나 잼을 바르지 않고 올리브유에 찍어 한두 조각만 먹는 것이 후회를 막는 방법입니다.

제공되는 샐러드나 채소 요리는 다 먹는 것이 좋은데 샐러드는 드레싱을 주의해야 합니다. 샐러드드레싱은 당분과 기름이 많아서 의외로 칼로리가 높습니다. 특히 기름과 마요네즈 베이스의 드레싱을 유의해야 합니다. 드레싱을 채소 위에 뿌리기보다는 드레싱에 채소를 찍는다는 느낌으로 양을 줄여 먹는 것이 좋습니다.

양식은 메인 요리로 고기, 생선, 해산물이 제공되기 때문에 단백질이 풍부하다는 장점이 있습니다. 하지만 메인 요리를 고기로 선택하면 칼로리와 포화지방이 많아져 단점이 되기도 합니다. 평상시 육류 섭취가 많은 사람은 메인으로 생선이나 해산물 요리를 선택하는 것이 좋습니다. 평상시 육류 섭취가 적은 사람은 메인 요리를 육류로 선택하여 식품의 다양성을 넓혀보는 것이 좋습니다. 메인 요리는 볶거나 튀기는 요리보다는 그릴이나 오븐에 구운 요리를 선택합니다.

후식으로는 커피나 차, 과일 몇 조각 정도가 좋습니다. 케이크나 아이스림은 쿨하게 사양해주세요. 이것까지 먹으면 집에 가서 후회할 확률이 매우 매우 높습니다.

중식: 다이어트할 때 중식은 절대 금지!
국물을 남긴 짬뽕밥, 마파두부덮밥, 유산슬 등이 건강한 선택

중식은 밀가루와 기름을 쓴 음식이 많고 염분과 칼로리가 높아 건강하게 골라 먹기가 쉽지 않습니다. 대부분의 요리가 볶거나 튀긴 것이고 거기에 기름진 소스가 추가됩니다. 다이어트할 때 절대 먹지 말아야 하는 음식이 중식입니다. 칼로리가 낮고 신선한 채소를 충분히 먹을 수 있는 요리가 드물기 때문입니다.

특히 중식 코스는 사양하는 것이 좋습니다. 대부분 과식으로 연결됩니다. 중식당을 간다면 단품 메뉴를 선택하는 것이 과식을 막는 방법입니다.

가장 자주 먹게 되는 중식 메뉴는 짜장면, 짬뽕, 볶음밥입니다. 이 중에서 고른다면 짬뽕이 채소와 해산물이 풍부해서 좋습니다. 짠 국물과 탄수화물 덩어리인 면을 남기고 먹는 것이 가장 건강한 선택입니다. 짬뽕에서 면을 밥으로 바꾼 짬뽕밥도 좋습니다. 짜장면, 짬뽕, 볶음밥의 뻔한 선택지를 벗어나고 싶다면 두부를 사용한 마파두부덮밥이나 해산물과 버섯을 걸쭉하게 볶아낸 유산슬이 좋습니다.

요리로는 채소가 많고 기름을 적게 쓴 냉채나 양장피가 좋습니다만 사람들이 가장 자주 먹는 건 바로 탕수육입니다. 탕수육을 먹을 때에는 소스를 부어 먹는 '부먹'보다는 소스에 찍어 먹는 '찍먹'으로 먹는 편이 좋습니다. 튀김에 설탕 듬뿍 소스까지 잔뜩 먹으면 지방과 당분이 이중으로 뱃살과 혈관에 타격을 주기 때문입니다. 부먹이든 찍먹이든 탕수육은 반찬이라 생각하고 두세 조각만 드세요.

둘이 한 그릇을 나눠 먹는 경우가 아니라면 건강을 고려할 때 곱빼기는 주문하지 않는 편을 추천드립니다.

일식: 해산물 위주라 포화지방 함량이 적은 건강식
딱 하나, 튀김만은 피하자

일식은 육류보다는 해산물을 위주로 조리하기 때문에 포화지방 함량이 적은 건강식입니다. 채소와 해조류를 많이 활용한다는 장점도 있습니다.

단품으로는 회덮밥 같은 덮밥류, 초밥, 매콤한 생선탕이나 맑은 생선지리가 좋습니다. 초밥은 밥을 꼭꼭 뭉쳐 만들기 때문에 작아 보여도 초밥 한 접시로 1인분이 넘는 밥을 먹게 될 수 있습니다. 그러니 초밥은 딱 1인분까지만 먹읍시다. 덮밥은 짜고 달고 기름진 경우가 많습니다. 덮밥을 주문할 때는 사용하는 소스 양을 줄여달라고 부탁합니다.

일식에 기본 제공되는 장국은 된장으로 만들기 때문에 짭니다. 다행히 작은 그릇에 제공되므로 한 그릇 이내로 먹고 연거푸 리필하지는 마세요. 생선탕이나 생선지리도 국물보다는 생선 위주로 먹는 것이 좋습니다.

일식도 정식이나 코스보다는 단품을 먹는 편이 좋습니다. 일식은 건강하다는 생각에 코스에 나오는 음식을 다 먹으면 역시 과식으로 연결됩니다. 어쩔 수 없이 코스를 먹어야 하는 상황이라면 이것만은 지켜주세요. 코스 음식 가운데 꼭 빼고 먹어야 할 음식은 튀김입니다. 깻잎, 버섯, 단호박, 새우 등 일식집 아니면 잘 맛볼 수 없는 다양한 재료를 튀기기 때문에 입맛을 당기게 하지만 칼로리가 매우 높기 때문에 살찌고 싶지 않다면 안 먹는 편이 좋습니다. 중후반에 많이 먹었다 싶으면 마지막으로 나오는 마끼(김초밥), 알밥, 탕류도 사양하길 권합니다.

뷔페: 과식을 부르는 뷔페는 최대한 피한다
가게 된다면 채소와 해조류와 버섯 위주로 천천히 먹는다

저에게 선택권이 있다면 절대 선택하지 않는 식당이 뷔페입니다. 어느 정도 질을 담보하는 뷔페는 10만 원이 훌쩍 넘는 고가여서 본전 생각이 나 많이 먹을 수밖에 없습니다. 과식으로 혈당이 올라가고 배까지 나오면 이익인지 손해인지 헷갈립니다.

초대를 받아 뷔페에 가게 된다면 다음과 같은 점을 주의합니다. 첫째, 천천히 식사합니다. 배부르다는 느낌을 주는 배꼽시계가 작동하려면 최소 15분에서 20분은 걸립니다. 그러니 빨리 먹으면 음식이 목까지 차오른 후에야 포만감이 듭니다. 천천히 먹어야 배꼽시계의 힘을 빌려 숟가락을 일찍 내려놓을 수 있습니다.

둘째, 채소, 해조류, 버섯을 먼저 먹습니다. 샐러드 같은 채소, 해조류, 버섯처럼 식이섬유가 많고 칼로리가 낮은 음식을 먼저 먹고 고기와 생선류를 나중에 먹는 것이 좋습니다. 그래야 먼저 소화관에 들어간 채소, 해조류, 버섯이 배부른 느낌을 주고 뒤에 들어간 고기와 생선의 소화를 느리게 해 혈당을 천천히 올립니다. 고기와 생선류는 튀김, 볶음보다는 구이나 찜류가 기름이 적어 좋습니다. 구이보다는 찜류가 저온 조리라서 좋습니다.

셋째, 떡과 쿠키, 아이스크림 같은 디저트는 생략합니다. 후식으로는 과일 몇 조각과 커피나 차가 좋습니다.

뷔페는 한식, 일식, 중식, 양식, 분식 등 모든 종류의 음식이 제공됩니다. 일단 뷔페를 가면 당장 눈앞에 펼쳐진 산해진미의 유혹을 뿌리치기란 어렵습니다. 뷔페에서 건강하게 먹으려면 저렴한 채소, 해조류, 버섯으로 위장을 채우고 비싼 고기와 생선은 적게 먹어야 하기 때문에 가성비가 높을 수 없습니다.

패스트푸드: 세트 말고 단품을 고른다
피자: 채소가 올라간 피자를 샐러드와 함께 먹는다

패스트푸드는 지방과 포화지방이 많고 칼로리가 높습니다. 그리고 짭니다. 탄수화물, 지방, 단백질은 비교적 부족하지 않은 반면 신선한 채소와 과일은 찾아보기 어렵습니다. 패스트푸드를 고를 때는 지방과 포화지방이 너무 많아지지 않도록 주의해야 합니다.

햄버거는 햄, 치즈, 패티를 추가하지 않은 기본형을 고릅니다. 햄버거 이름에 '빅', '자이언트', '슈퍼'가 들어간 제품은 피하는 편이 좋습니다. 튀김으로 만든 패티보다는 구이로 만든 패티가 좋습니다. 닭의 지방과 포화지방은 닭껍질 부분에 많기 때문에 치킨버거를 고른다면 껍질 없는 살코기를 고릅니다. 그리고 가능하면 토마토와 채소가 포함된 햄버거를 고릅니다.

한식, 중식, 일식과 마찬가지로 패스트푸드도 세트가 아닌 단품으로 사고 필요한 음식을 추가하는 것이 좋습니다. 햄버거 칼로리는 400칼로리 전후인데 여기에 감자튀김과 콜라를 추가해 세트로 먹으면 800~1000칼로리가 됩니다. 배보다 배꼽이 더 커지는 상황입니다. 반면 단품 햄버거와 제로콜라를 시켜 먹으면 400칼로리로 막을 수 있습니다.

피자를 먹을 때는 도우가 얇은 피자가 좋습니다. 토핑은 고기나 베이컨보다는 토마토, 시금치, 버섯, 루꼴라가 낫고, 시럽이나 꿀, 치즈에 찍어 먹지 않기를 추천합니다. 피자집에서는 샐러드를 같이 판매하는 경우가 많으므로 곁들여 먹는 것이 피자만으로는 부족하기 쉬운 영양소를 보충하는 방법입니다. 또한 샐러드를 먼저 먹어서 포만감이 생기면 과식을 피할 수도 있습니다.

음료는 블랙커피, 탄산수, 제로음료를 선택하세요. 피자와 같이 시키는 파스타는 고열량이라 곁들여 먹기에 적합하지 않습니다. 꼭 먹고 싶다면 크림파스타보다는 올리브유나 토마토소스 파스타가 낫습니다.

분식: 떡볶이, 튀김, 라면은 탄수화물 폭탄

떡볶이, 튀김, 라면 같은 분식은 달고 짜고 기름지고 탄수화물 비율이 높아 자주 먹으면 안 됩니다. 떡볶이는 떡과 국물 모두 탄수화물 폭탄으로, 떡볶이를 먹고 나면 혈당이 순간적으로 치솟습니다. 라면은 기름에 튀긴 탄수화물이고 라면 국물은 염분 덩어리입니다. 달걀이나 콩나물처럼 다른 부재료를 넣은 라면을 주문해서 면을 적게 먹고 국물은 면을 적시는 정도로만 먹기를 추천합니다.

분식집을 자주 이용할 수밖에 없다면 김밥이나 비빔밥처럼 밥류도 주문 가능한 식당을 선택하세요. 한 끼를 분식으로 채웠다면 다른 끼니에는 단백질 음식과 채소를 더 잘 챙겨 먹읍시다.

외식을 할 땐 기본 식사 원칙을 명심할 것

어디서 외식을 하더라도 건강을 위해 지켜야 하는 핵심은 다음과 같습니다.

① 코스나 세트 음식은 과식을 부르니 피합니다.

② 양을 조절합니다. 넘치지 않게 약간은 부족하게 시킵니다.

③ 곡류 적당히, 단백질 부족하지 않게, 채소 풍족하게. 채소를 메인 요리보다 먼저 먹습니다.

④ 기름기가 적은 음식, 기름을 적게 써서 조리한 음식을 고릅니다. 고

온 조리보다 저온 조리한 음식을 고릅니다.

⑤ 칼로리가 없는 음료를 고릅니다.

⑥ 국물은 남기고 달달한 디저트는 사양합니다.

o╍ **KEY POINT**

외식은 피할 수 없는 선택지입니다. 어떤 식당을 이용할 것인지, 어떤 음식을 주문할 것인지, 식탁에 놓인 음식 중 무엇을 얼마만큼 먹을 것인지, 영양의 균형은 맞는지를 염두에 두고 선택하세요.

편의점에서
끼니를 때워야 한다면

편의점은 지금 같은 고물가 시대에도 5000원 이내로 배불리 끼니를 해결할 수 있는 유일한 먹거리 판매처입니다. 시간과 돈을 모두 아낄 수 있는 편의점에서 한 끼를 해결하는 사람들이 점차 늘어나고 있습니다. 저도 시간이 없거나 혼자 먹고 싶을 때, 라면이 당길 때는 편의점 삼각김밥과 컵라면을 먹습니다. 편의점 도시락으로 식사를 해결하는 사람들을 의미하는 '편도족'이란 신조어까지 등장할 정도입니다.

편의점 도시락은 짜고 기름진 데다
채소와 과일이 부족하다

편의점 음식에는 독특한 영양학적 특징이 있습니다.

첫째, 짭니다. 음식은 '맛'이 있어야 맛있습니다. 여기에서의 '맛'은 짜고 달고 맵고 시고 기름지고의 '맛'입니다. 짜지도 않고, 달지도 않고, 맵지도 않고, 시지도 않고, 기름기도 없이 건조해서 아무 맛도 없다면 양념 없이 삶은 닭가슴살이나 데쳐낸 브로콜리 같은 먹기 힘든 맛이 됩니다. 음식을 맛있게 하는 '맛'을 내는 데 가장 손쉽고 저렴한 방법이 바로 짜게 만드는 것입니다. 그래서 편의점 도시락은 짜게 만들 수밖에 없습니다.

게다가 짜야 미생물 번식을 줄여 식중독의 위험도 낮아집니다. 하루 나트륨 권장섭취량은 2000밀리그램 이하입니다. 세 끼로 나누면 끼니당 섭취하는 나트륨은 대략 666밀리그램 이하여야 합니다. 국내 유통되는 일흔한 개 편의점 도시락의 나트륨 함량은 평균 1325밀리그램으로, 한 끼만 먹어도 두 끼 이상에 해당하는 나트륨을 섭취하는 셈입니다. 정말 짜게 만든 편의점 도시락은 도시락 하나의 나트륨 함량이 2000밀리그램을 넘습니다.[1]

둘째, 기름집니다. 비싼 도시락일수록 단백질 식품을 많이 포함하고, 단백질 식품을 굽거나 쪄서 제공하기보다는 볶거나 튀겨서 또는 전 형태로 제공하는 경우가 많기 때문입니다. 고기류가 많이 들어갈수록 단백질 제공량이 많아지고 포화지방도 덩달아 많아집니다. 김치도 기름을 둘러 볶은 볶음김치로 제공됩니다.

셋째, 채소와 과일을 찾기 어렵습니다. 처음부터 샐러드를 표방하고 출시된 간편식을 제외하고는 채소, 특히 생채소와 과일은 찾아보기 어렵습니다. 과일은 비싸고, 채소는 조리하기 어렵고, 신선하게 오래 보관하기 힘들어 도시락 반찬에 활용하기가 쉽지 않습니다. 김치가 있지 않냐고 반문할 수 있지만 소금에 절인 채소는 챙겨 먹어야 하는 신선한 채소와 과일에 포함되지 않습니다. 어쩌면 편의점 도시락을 찾는 주요 고객층이 나이 든 사람보다는 젊은 사람, 여성보다는 남성이기에 든든한 단백질 식품을 선호하는 이유일지도 모르겠습니다. 하지만 비타민, 무기질, 식이섬유가 부족해 변비를 부르는 식사라 할 수도 있습니다.

불고기나 제육덮밥 도시락에
채소 곁들여 먹기를 추천

그렇다면 편의점 도시락을 건강하게 골라 먹는 방법은 아예 없을까요? 여기 그 방법을 소개합니다.

첫째, 기름기 적은 단백질 식품이 들어 있는 도시락, 기름을 적게 또는 사용하지 않은 도시락을 선택합니다. 예를 들면 닭튀김보다는 불고기가 좋고, 돈가스보다는 제육덮밥이 좋습니다.

둘째, 김치를 제외한 채소가 최소한 한두 가지는 더 들어 있는 도시락을 선택합니다. 물론 일반적인 도시락에 샐러드를 추가해 함께 먹는 방법이 있지만 비용이 거의 두 배가 되니 저렴한 식사와는 거리가 멀어집니다. 대안으로 상추와 방울토마토 정도를 집에서 챙겨 와 같이 먹으면 비용을 줄이면서 건강하게 먹는 방법이 됩니다.

셋째, 끼니로 김밥이나 샌드위치 같은 단품을 선택했다면 추가로 음식을 더 먹어줘야 합니다. 마음 같아선 컵라면을 고르고 싶겠지만, 건강을 생각해 우유나 요거트 같은 유제품, 삶은 달걀, 바나나나 사과 같은 과일류를 고르면 영양소 부족 없이 먹을 수 있습니다.

편의점 음식이 아무리 싸고 맛있어도 그것만으로는 하루에 필요한 영양소를 부족하지도 넘치지도 않게 먹는 것이 불가능합니다. 그러니 편의점 음식을 가능한 한 하루에 한 번 이내로 먹는 것이 좋습니다.

○━ KEY POINT

고물가 시대라 편의점 음식이 유행입니다. 짜고 기름진 데다 채소와 과일이 부족하기 때문에 편의점 음식은 하루에 한 번 이내로 먹는 것이 좋습니다.

물 대신 제로음료를 마셔도
괜찮을까?

당분이 든 달달한 음료의 유해성이 알려지며 제로음료가 인기를 모으고 있습니다. 제로음료의 종류가 매우 다양해져서 과거에는 제로콜라 정도였는데 최근에는 제로사이다, 과일 향 제로 탄산음료, 제로에이드, 제로스포츠음료까지 선택의 폭이 넓어졌습니다. 0칼로리라고 하니 제로음료를 더 많이 마시게 되기도 합니다.

탄산음료보다는 제로음료를 먹는 게 낫다는 의견도 있고, 아무리 그래도 제로음료도 몸에 해롭다는 주장도 있습니다. 도 대체 마셔도 된다는 건지 안 된다는 건지 헷갈립니다. 그래서 이번에는 제로음료에 대한 논란을 정리해보겠습니다.

제로음료를 마시면 정말 살이 안 찔까?

식품의약품안전처 고시인 '식품등의 표시기준'에 따르면 식품 100밀리리터당 4칼로리 미만일 때 제로 칼로리라 표기할 수 있습니다. 그러므로 제로 칼로리라고 표시되어 있어도 낮기는 하지만 실제로는 칼로리가 있습니다.

가장 많이 사용되는 인공감미료 중 하나인 아스파탐은 1그램당 4칼로리로 칼로리는 설탕과 같지만 설탕보다 200배 강한 단맛을 냅니다. 그래서 200분의 1만 사용해도 설탕과 같은 정도의 단맛을 내기 때문에 섭취 칼로리의 총량을 줄일 수 있습니다. 그러니까 제로음료를 마시면 살찌지 않는다는 것은 사실입니다. 자일리톨, 소르비톨 같은 당알코올 계통의 인공감미료가 들어가 있지 않다면 혈당을 높이지도 않습니다.

제로음료가 암을 유발할 수도 있다던데…

제로음료에 인공감미료가 들어가기에 제기된 문제입니다. 먹는 사람을 가장 찜찜하게 만드는 것이기도 하지요. 인공감미료의 발암 위험성은 사카린에서 비롯되었습니다. 1970년대 쥐 실험에서 방광암이 유발되었기 때문입니다. 1977년 미국 식품의약국FDA은 사카린 사용을 금지하기도 했습니다. 하지만 1995년 유럽 식품안전청EFSA이 재평가를 실시해 사람과 쥐는 사카린의 대사가 달라 사람의 경우 사카린이 발암 작용을 하지 않는다고 밝혔습니다.[2] 2000년 이후에는 각국의 사카린 사용 금지가 해제되어 지금은 가장 많이 사용되는 인공감미료 가운데 하나가 되었습니다. 결론적으로 인공감미료는 일상적인 사용량에서 발암 위험성이 없습니다.

제로음료는 건강에 도움이 될까?

이건 확실히 아닙니다. 발암 위험성에 대한 오해는 벗어났지만 인공감미료가 건강 문제를 유발한다는 가능성은 계속해서 제시되고 있습니다.

가장 대표적인 위험성은 위장관에서 흡수율이 낮기 때문에 장으로 가서 장내세균에 그대로 전달되어 유익균을 감소시키고 유해균을 증가시킨다는 가능성입니다. 당뇨 환자도 설탕 대신 먹으면 안전하지 않다는 주장도 제시되고 있습니다. 인공감미료가 혈당을 높이지는 않지만 인슐린저항성을 증가시켜 당뇨병을 발생시킨다는 연구 결과들이 밝혀졌기 때문입니다. 이에 발맞추어 과거 당뇨병 진료지침에는 당뇨 환자가 편하게

표 1 **주요 인공감미료의 특성**[3]

	사카린	수크랄로스	아세설팜 칼륨	아스파탐	스테비올 배당체
감미도 (설탕 대비)	300배	600배	200배	200배	200~400배
열량 (kcal/g) * 설탕은 4kcal/g	0	0	0	4	0
일일 섭취 허용량 (mg/kg/day)	5 60kg 성인 하루 300mg	15 60kg 성인 하루 900mg	15 60kg 성인 하루 900mg	40 60kg 성인 하루 2400mg	4 60kg 성인 하루 240mg
ADI 도달에 필요한 섭취량 예시	50g 과자 60봉지 (과자 1봉지에 사카린 5mg 함유)	250㎖ 제로사이다 33캔 (사이다 1캔에 수크랄로스 27.5mg 함유)	240㎖ 캔커피 107캔 (캔커피 1캔에 아세설팜칼륨 8.4mg 함유)	250㎖ 다이어트콜라 56캔 (콜라 1캔에 아스파탐 43mg 함유)	100g 어묵 24봉지 (어묵 1봉지에 스테비올배당체 10mg 함유)
국내 주요 사용 기준 (g/kg)	과자 0.1 뻥튀기 0.5 삶은옥수수 0.2 탁주 0.08 음료류 0.2	과자 1.8 추잉껌 2.6 잼류 0.4 시리얼류 1.0 건강기능식품 1.25	과자 2.5 추잉껌 5.0 아이스크림류 1.0 시리얼류 1.2	과자 5.0 체중조절용 조제식품 0.8 건강기능식품 5.5	설탕, 포도당, 물엿, 벌꿀류 에는 사용 금지, 그 외에는 가능

※ ADI: 일일 섭취 허용량. 평생 섭취해도 유해한 영향이 나타나지 않는 1인당 1일 최대 섭취량.

먹을 수 있는 식품에 제로음료가 포함되었지만, 최근 진료지침은 생수를 마시도록 권유하고 있습니다.

칼로리가 없는 음료인데 왜 살이 안 빠질까?

칼로리가 제로이면 살이 빠져야 하는데 제로음료가 체중 감량에 도움이 된다는 연구 결과는 드문 형편입니다. 제로음료가 체중 감량에 도움이 되지 않는 이유는 제로음료와 어울리는 음식이 주로 건강하지 않은 것들이기 때문입니다. 현미밥을 먹으면서 제로콜라를 마시고 싶어 하는 사람은 없을 겁니다. 제로음료가 생각나는 음식은 대부분 패스트푸드나 고지방식품입니다. 좋은 음식은 좋은 음식과 친구이고 나쁜 음식은 나쁜 음식과 친구입니다. 제로음료를 좋아하는 사람들은 대부분 단맛을 선호합니다. 그래서 제로음료에 길든 혀는 다른 음식을 고를 때도 달달함을 찾습니다. 단맛이 인간이 느끼는 맛 중에 가장 원시적이고 중독성이 높아서 그럴지도 모릅니다.

물 대신 제로음료를 마셔도 될까?

깔끔하게 정리하자면, 마셔도 좋지만 물 대신 자주 많이 마셔서는 안 됩니다. 어떤 음식이 건강에 도움이 된다는 의견과 중립적이라는 의견이 공존한다면 그 음식은 시도해보아도 좋습니다. 반면 어떤 음식이 건강에 나쁘다는 의견과 중립적이라는 의견이 공존한다면 그 음식은 가능한 한 먹지 않는 편이 좋습니다.

하지만 가끔은 콜라나 사이다 같은 탄산음료가 필요한 순간이 있습니다. 피자와 보리차, 통닭과 결명자차는 잘 안 어울리지요. 이렇게 탄산음료가 잘 어울리는 음식을 먹을 때, 즉 가끔 달게 먹고 싶을 때는 가당음료보단 제로음료가 더 나은 선택지입니다. 여기서 가장 중요한 단어는 '가끔'입니다. 얼마나 먹어도 되는지 식품의약품안전처가 제시하고 있기는 하지만 제가 생각하는 '가끔'은 일주일에 한두 잔 정도입니다. 그리고 어린이와 임신·수유부는 마시지 않을 것을 권유합니다.

O→ KEY POINT

폭넓은 인기를 끌고 있는 제로음료, 섭취 칼로리와 혈당을 높이지 않는다는 장점이 있지만 건강에 좋지는 않기 때문에 꼭 필요할 때 가끔만 마시기를 추천합니다.

커피를 건강하게
즐기는 법

한국인들이 가장 자주 먹는 식품은 쌀밥과 커피입니다. 그 중에서도 커피를 하루 평균 두 잔은 마시는데, 커피를 전혀 안 마시는 사람이 있음을 감안하면 하루 서너 잔 이상 마시는 사람도 많은 셈입니다.

커피를 마시면 잠이 오지 않거나 심장이 뛰는 불편감을 느끼는 사람이 있어 커피가 심혈관 문제를 일으키지 않을까 의심을 샀습니다. 또한 커피콩을 볶을 때 생성되는 아크릴아마이드가 동물에겐 발암물질이라는 사실이 알려지면서 2014년에 사람에 대해서도 발암 가능성이 제기되었습니다. 이후 많은 대규모 연구에서 커피의 발암 가능성이 부인되고 커피의 풍부한 항산화물질로 인한 항암효과가 오히려 밝혀졌지만, 흉악범으로 지목된 적이 있는지라 작은 문제라도 생기면 혹시 하는 주변의 따가운 시선을 피할 수 없습니다.

커피를 마시면 얻을 수 있는 건강상 이득

- 집중력과 업무 수행 능력을 높입니다. 기운 없을 때 마시는 한 잔의 커피는 당장 힘이 나게 해줍니다. 하지만 커피가 없는 에너지를 만들어낼 수는 없고, 미래에 쓸 에너지를 미리 당겨 오는 효과입니다. 커피 기운이 사라지면 힘이 더 빠집니다. 그럼에도 불구하고 당장 급할 때는 도움이 됩니다.
- 간암, 대장암, 자궁내막암 발생을 낮춥니다.
- 심장과 혈관을 보호해 심장병과 뇌졸중 발생 위험을 낮춥니다.
- 당뇨병을 줄입니다.
- 우울증을 예방하고 알츠하이머치매와 파킨슨병 같은 뇌의 퇴행성변화를 막아줍니다.
- 담석을 예방합니다.

결국, 커피는 사망률을 낮추고 수명을 늘립니다.

커피를 마시면 볼 수 있는 건강상 손해

- 긴장감과 불안감을 높입니다.

- 가슴이 뜁니다. 혈압도 살짝 높입니다.

- 잠이 안 오거나 자도 선잠을 잡니다.

- 심하지는 않지만 약간 중독성이 있습니다. 그래서 꿀잠을 방해해도 끊기가 어렵습니다.

- 설탕, 시럽, 크림, 초콜릿을 왕창 넣어 마시면 혈당과 콜레스테롤이 높아지고 살이 찝니다.

하루에 서너 잔 이내,
아메리카노나 카페라테로 마시자

커피가 건강에 좋은지 나쁜지는 어떻게 마시느냐에 달려 있습니다.

커피에 의한 불편함이 하나도 없는 사람도 하루 서너 잔 이내가 적절합니다. 커피 한 잔이 대략 카페인 100밀리그램에 해당하므로 하루 400밀리그램 이내입니다. 임신부는 200밀리그램 이내, 즉 한두 잔 이내로 권유되지만 한두 잔만 마셔도 유산을 증가시키고 태아 성장을 느리게 한다는 보고도 있으므로 저의 개인적 생각으로는 마시지 않는 편을 추천합니다.

커피를 마시고 싶을 땐 아메리카노로 드세요. 우유를 첨가한 카페라테까지는 괜찮습니다. 하지만 설탕, 시럽, 크림, 초콜릿을 첨가하면 혈당, 콜레스테롤, 뱃살이 늘어납니다.

콜레스테롤이 높은 사람은 필터에 거른 드립커피, 더치커피나 인스턴트커피를 드세요. 특별히 콜레스테롤이 높을 이유가 없는 젊은 사람들 중에 커피 거품인 크레마의 카페스테롤이 간에서 콜레스테롤로 전환되어 콜레스테롤 수치가 높아지는 경우가 왕왕 있습니다.

뼈 건강이 걱정된다면 우유를 첨가해서 마십니다. 커피는 소변으로 칼슘 배설을 증가시키는데, 한두 숟가락 우유를 첨가하면 우유의 칼슘이 배출된 칼슘을 보충할 수 있습니다.

눈 밑이 떨리는 사람은 커피를 포함한 카페인식품을 모두 중지하세요. 눈가 떨림의 흔한 원인 중 하나가 카페인입니다.

수면장애가 있다면 커피를 마시지 않거나 오전에만 디카페인으로 드세요. 아침에 먹은 커피의 카페인은 저녁에 4분의 1, 점심에 먹은 커피의 카페인은 저녁에 2분의 1이 남아 꿀잠을 방해합니다. 특히 수면장애가 있는 사람이라면 수면제를 먹기 전에 음식으로 섭취하는 카페인부터 먼저 차단해야 합니다.

카페인에 민감한 사람은 커피를 마시지 않는 편이 좋습니다. 카페인 민감도를 떨어뜨릴 의학적인 방법은 아예 없기 때문입니다. 디카페인 커피를 시도해볼 수 있지만 디카페인 커피에도 카페인이 소량 함유되어 있습니다.

커피도 적절한 양을 마시면 건강에 이롭습니다. 카페인 민감도가 높다면 아예 마시지 않거나 디카페인 커피 한 잔 정도가 괜찮습니다.

심혈관계질환 예방을 위해 가벼운 음주를 즐겨도 될까?

"과음은 건강에 나쁘지만 한두 잔의 술은 심혈관계질환을 예방한다. 그러므로 반주로 하루 한두 잔 마시는 사람은 굳이 술을 끊으려고 노력할 필요가 없다."

이것이 지금까지 알려진 정설이었습니다. 실제로 한두 잔의 술은 스트레스를 풀어주고 혈관을 이완시킵니다.

그런데 이 상식이 최근 완전히 뒤집혔습니다. 한두 잔의 술이 심장과 혈관에는 좋을지 몰라도 암과 심근병증*을 일으킬 수 있다는 연구 결과가 발표되었기 때문입니다. 이에 따라 대

---

* 비염증성인 여러 심장근육 장애가 나타나는 증상.

부분의 의학 단체는 술을 최대한 마시지 말라는 입장으로 돌아서고 있습니다.

하루 한 잔의 술조차 여성에게는 해로울 수 있다

미국 간호사건강연구Nurses' Health Study와 의료인추적연구Health Professionals Follow-Up Study에서는 1960년대부터 14만 명의 연구 참여 대상자를 30년 동안 추적 관찰하여 음주량과 암 발생의 관련성을 조사했습니다.[4] 놀랍게도 일반적으로 건강에 괜찮다고 알려진 하루 한 잔의 음주량에서도 여성의 유방암 발생이 증가했습니다. 술의 주성분인 알코올과 알코올이 분해되어 만들어진 아세트알데하이드가 발암물질로 작용하는 데다, 술을 마시면 술을 분해하기 바쁜 간이 여성호르몬인 에스트로겐을 대사하지 못해 에스트로겐 농도가 높아지고 늘어난 에스트로겐이 유방을 자극하기 때문입니다.

특히 술은 남성보다 여성, 비흡연자보다 흡연자, 유방암 가족력이 없는 경우보다 있는 경우, 유전물질 DNA의 손상을 막아주는 엽산 섭취가 부족한 사람에게 암 발생 위험도를 더욱더 높입니다. 엽산은 시금치, 부추, 깻잎 같은 푸른잎채소, 채소가 주재료인 김치, 김이나 다시마 같은 해조류, 딸기, 오렌지, 토마토, 키위 같은 과일, 콩류처럼 일반적으로 건강하다고 여겨지는 식품에 많이 함유되어 있습니다. 그러므로 음주의 유방암 위험도는 유방암 가족력이 있고 채소와 과일, 콩류를 좋아하지 않아 엽산 섭취가 부족한 여성 흡연자에게서 가장 높습니다.

술을 한 잔도 안 마시는 게 정답이지만 금주가 어렵다면 첫째, 금연하고 둘째, 엽산이 충분한 채소와 과일, 콩류를 충분히 섭취하되 그래도 부족한 경우는 엽산 영양제를 먹는 것도 조심스럽게 권해드립니다. 이렇게 권유하면 영양제를 먹으면서 계속 술을 마실까 봐 걱정되는 것도 사실입니다. 하지만 술을 정말 끊기 어려운 분들을 대상으로 드리는 조언임을 명심하시길 바랍니다.

남성도 안전하지 않다
왕창 몰아서 마시면 더 나쁘다

술을 마시면 간이 나빠지고 뱃살이 나온다는 것은 국민 상식입니다. 술은 영양소는 거의 없으면서 1그램당 7칼로리나 되는 알코올이 주성분이어서 '텅 빈 칼로리empty calorie'라는 별명도 붙어 있습니다. 특히 최근 출시되는 여성 타깃의 달달한 술은 당분까지 왕창 추가되어 있어 뱃살을 더욱 찌웁니다.

지금까지 실시된 수백 가지 연구에서는 적절한 양의 음주가 심근경색, 허혈성뇌졸중, 말초혈관질환, 돌연사를 무려 25~40퍼센트나 예방한다는 결론을 내렸습니다. 그런데 이런 효과를 얻기 위해서는 술을 마시는 패턴이 중요합니다. 매일 한두 잔의 음주는 심혈관질환을 예방하지만, 한 번에 몰아서 마시는 과음과 폭음은 오히려 심근경색, 뇌졸중, 고혈압, 부정맥을 유발합니다. 알코올은 특히 심장근육을 불안하게 만들어 부정맥 중 가장 위험한 부정맥의 하나인 심실세동[*]을 유발합니다. 우리나라 폭음의 기준은 한 번의 술자리에서 남자의 경우 일곱 잔(또는 맥주 다섯 캔) 이상, 여자의 경우 다섯 잔(또는 맥주 세 캔) 이상입니다. 우리나라 질병관리청이 정의한 술 한 잔은 그림 2와 같습니다.

건강에 좋은 술은 이 세상에 존재하지 않는다

임신 중 음주는 기형아 출산 위험을 높입니다. 태아알코올증후군은 산모가 임신 중 만성적으로 알코올을 섭취했을 때 태아에게 나타나는 안면 기형, 심장 기형, 성장 지체, 정신 지체

---

* 심실 근육이 국부적으로 불규칙한 수축 운동을 하는 병적인 상태.

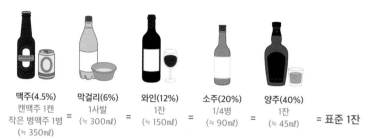

그림 2 **표준 잔**standard drink**의 정의**[5]

맥주(4.5%)	막걸리(6%)	와인(12%)	소주(20%)	양주(40%)	
캔맥주 1캔 작은 병맥주 1병 (≒350㎖)	1사발 (≒300㎖)	1잔 (≒150㎖)	1/4병 (≒90㎖)	1잔 (≒45㎖)	= 표준 1잔

표준 1잔 ≒ 알코올 14g

생맥주 500㎖ = 1.3잔	막걸리 1병 750㎖ = 2.5잔	와인 1병 750㎖ = 5잔	소주 1병 360㎖ 15% 소주 = 3잔 20% 소주 = 4잔	양주 1병 500㎖ = 11잔

기타 술의 알코올 양은 아래와 같은 공식으로 구합니다.
알코올 양(g) = 술의 양(㎖) × 도수(%) × 알코올 비중(0.79)

등의 증상을 가리킵니다. 임신부에서 어느 정도의 음주량이 안전한지는 알려져 있지 않기 때문에 임신 준비 기간과 임신 중에는 금주가 정답입니다.

비싸고 좋은 술을 마시면 괜찮지 않을까 하는 분들도 계신데, 안타깝게도 주종에 따른 차이는 없습니다. 술은 다 같은 술입니다. 레스베라트롤이 많은 와인도, 곡주라서 사랑받는 막걸리도, 값비싼 위스키도 더 안전한 술은 될 수 없습니다.

술을 마시면 잠이 잘 온다는 이유로 저녁마다 한두 잔씩 습관적인 음주를 하는 사람들이 많습니다. 꿀잠을 위해서는 잠이 쉽게 들어야 하고 잠든 후 수면 유지가 잘되어야 합니다. 술이 잠드는 데 도움이 되는 것은 사실입니다. 하지만 깊이 잠들지 못해 깨고, 알코올 이뇨작용 때문에 깨고, 목이 말라서 깨게되니 전체적인 수면의 질이 나아지지는 않습니다. 게다가 술에 내성이 생겨 처음에 한 잔이었던 것이 반병이 되고 한 병이 되는 경우가 흔합니다. 잠자려고 술을 마시면 수면장애보다 더 치료하기 어려운 알코올의존으로 가는 지름길에 들어서는 셈입니다.

---

o━┓ KEY POINT

여성은 하루 한 잔의 술도 마시지 않는 것이 좋습니다. 남성의 경우, 뱃살과 혈당이 잘 관리되고 있다면 하루 한두 잔의 술은 구태여 끊을 필요 없습니다. 하지만 심혈관계질환을 예방하기 위해 술을 안 마시던 사람이 음주를 시작할 필요는 단연코 없습니다.

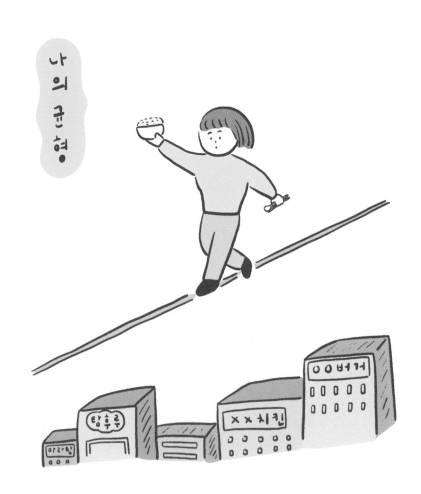

영양제를
현명하게 먹는 법

　진료를 받으러 오실 때 영양제를 한가득 들고 오는 분들이 가끔 계십니다. TV 생활 정보 프로그램을 보며 좋다는 영양제를 한두 개씩 샀더니 열 가지가 넘어버렸다고 하며, 처방받은 약도 많은데 영양제까지 어떻게 먹어야 할지 물어보십니다. 쇼핑백 한가득 채워 오시는 분들도 계시고, A4 용지에 복용 중인 영양제를 글자 크기 10으로 한바닥 출력해 오시는 분들도 계신데, 가장 심한 분은 하루에 서른 가지가 넘는 종류의 영양제를 드시고 계셨습니다. 물과 같이 영양제를 먹어야 하니 한 번에 서너 가지를 삼킨다 해도 영양제 먹을 때만 물을 5~7잔 마시게 되어 영양제만 먹어도 배부를 지경입니다. 영양제 산업이

이너뷰티inner beauty로까지 확대되어 요즘엔 피부, 모발, 손톱 등의 건강을 위해 영양제를 먹는 사람들도 많아졌습니다.

나에게 필요한 영양제가 아니라 광고하는 영양제, 유행하는 영양제를 복용하고 있지 않은가?

좀 잘산다는 국가의 영양제 복용률은 30~50퍼센트를 넘었고 점점 높아지는 추세입니다. 한국도 예외는 아니어서 코로나19 팬데믹 이후 최근 한국인의 영양제 복용률은 45퍼센트까지 상승했습니다.[6] 문제는 영양소 섭취가 부족할 듯한 사람보다는 넘치는 듯한 사람이 영양제를 더 많이 먹는다는 점입니다. 남성보다는 여성이, 소득수준이 낮은 사람보다는 높은 사람이, 마른 사람보다는 통통한 사람이, 노년층보다는 중년층이 영양제를 더 많이 복용합니다.

영양제에 대한 입장은 의사마다 차이가 큽니다. 환자가 영양제에 대해 물어보면 "그런 건 먹지 마세요!" 하고 더 이상 아무 질문도 할 수 없도록 말을 끊어버리는 의사도 있고, 적극적으로 영양제를 권하고 판매까지 하는 의사도 있습니다. 저는 '필요한 경우에는 먹자'라는 중간 입장입니다.

영양제를 먹을지 말지, 무엇을 먹을지 선택할 때 기준은

'나에게 필요한가?', 다시 말해 해당 영양제에 내가 원하는 기능성이 있는지입니다. 그런데 실제 연구 결과, 한국인의 영양제 선택은 필요한 경우보다는 그때그때 가장 많이 광고되거나 언론의 조명을 받는 경우가 많습니다. 2005년에만 해도 글루코사민과 콘드로이틴이 관절 불편한 부모님들이 대부분 복용하던 전 국민 영양제였습니다. 한국인 성인 1000명당 25명이나 복용했습니다. 그런데 딱 10년 후 2015년 조사에서는 1000명당 4명으로 7분의 1토막이 되었습니다.[7] 이러한 감소는 2010년 한국보건의료연구원에서 글루코사민에 골관절염 예방 효과가 있다는 주장이 근거 없다는 연구 보고를 발표했고, 그것이 언론과 방송에서 많이 다루어졌기 때문입니다.

누구에게나 이로운 영양제는 세상에 존재하지 않는다

영양제의 공식적인 이름은 건강기능식품입니다. 건강기능식품은 크게 두 가지로 나뉩니다. 비타민C, 칼슘, 단백질같이 영양소로 이루어진 영양소 건강기능식품과 홍삼, 프로바이오틱스같이 기능성을 가진 원료로 만들어진 기능성 건강기능식품입니다.

영양소 건강기능식품은 개별 영양소의 섭취가 음식만으로

는 부족해 추가 보충이 필요할 때 선택합니다. 뼈 건강을 위해 칼슘이 더 필요할 때 칼슘 영양제를 선택하고, 임신 기간 중에 엽산과 철분 영양제를 선택하는 경우입니다. 따라서 영양소 건강기능식품은 상황에 따라 필요한 제품을 고르면 됩니다.

기능성 건강기능식품은 좀 더 복잡해서 식품의약품안전처에서 고시한 기능성에 따라 선택합니다. 건강 문제가 있어서 어떤 건강기능식품을 선택해야 하는지 궁금할 때 참조할 만한 가장 공신력 있는 웹사이트로 식품의약품안전처에서 운영하는 '식품안전나라'(foodsafetykorea.go.kr)의 '건강기능식품 기능별 정보' 코너를 추천합니다. 예를 들어 기억력이 떨어졌을 때는 은행잎추출물이, 항산화를 위해서는 녹차추출물이 도움이 됩니다.

모든 사람이 저마다 다른 음식을 먹고, 다른 일상생활을 하고, 다른 건강 문제와 다른 건강 관심사를 가지고 있기에 더 먹어야 하는 영양소도 다르고, 도움을 받을 수 있는 건강기능식품도 다릅니다. 그래서 모두에게 도움이 되는 만사형통 영양제는 없으며, 영양제를 고를 때는 건강기능식품 판매자의 직간접 광고가 아니라 의사나 영양사, 약사의 상담을 거쳐야 합니다. 그러므로 보편적으로 적용되는 연령별 추천 영양제는 없다고 할 수 있습니다.

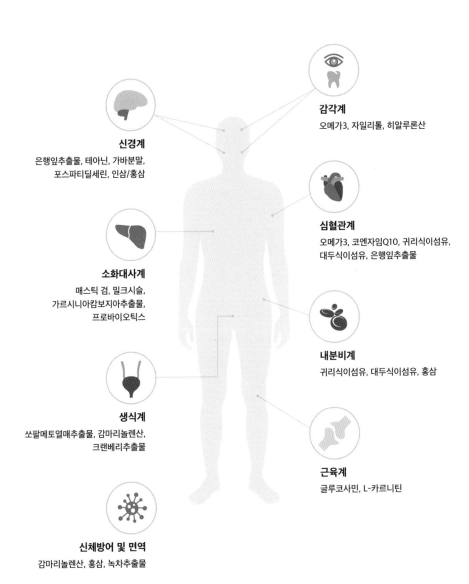

그림 3 건강기능식품 기능별 정보[8]

감각계
오메가3, 자일리톨, 히알루론산

신경계
은행잎추출물, 테아닌, 가바분말,
포스파티딜세린, 인삼/홍삼

심혈관계
오메가3, 코엔자임Q10, 귀리식이섬유,
대두식이섬유, 은행잎추출물

소화대사계
매스틱 검, 밀크시슬,
가르시니아캄보지아추출물,
프로바이오틱스

내분비계
귀리식이섬유, 대두식이섬유, 홍삼

생식계
쏘팔메토열매추출물, 감마리놀렌산,
크랜베리추출물

근육계
글루코사민, L-카르니틴

신체방어 및 면역
감마리놀렌산, 홍삼, 녹차추출물

영양제계의 베스트셀러와 스테디셀러

누군가가 "정말 정말 효과 있는 영양제는 뭔가요?"라고 묻는다면 저는 의약품으로도 제품화되어 있어 의사가 처방하기도 하는 영양제라고 대답합니다. 의약품이 되기 위해서는 효과가 있다는 신뢰성 높은 연구가 다수 선행되어야 하기 때문입니다. 국민건강보험 급여, 비급여로 제가 주로 처방하는 영양제는 종합영양제, 오메가3, 프로바이오틱스가 대표적입니다.

• 종합영양제

종합영양제에는 여러 가지 비타민과 무기질이 조금씩 종합적으로 들어 있습니다. 종합비타민이 암 사망 위험을 감소시킨다는 기사도 있고, 종합비타민을 복용해도 건강에 아무런 소용이 없다는 기사도 있고, 반대로 종합비타민을 잘못 복용하면 오히려 역효과 난다는 기사도 있습니다. 외국의 대규모 연구에서도 종합비타민 복용이 심혈관계질환이나 암 발생을 감소시키지는 못하는 것으로 최종 결과를 제시하고 있습니다.

그렇다면 종합영양제는 아무런 효과가 없을까요? 저는 연구 목적 자체가 틀렸다고 생각합니다. 우리가 삼시세끼 식사를 하는 이유는 생존에 필요한 영양소와 칼로리를 제공받기 위해서이지 심혈관계질환이나 암 발생을 예방하기 위해서가 아닙니다. 종합영양제는 삼시세끼를 보충하는 기능을 합니다. 그렇기 때문에 종합영양제는 삼시세끼에서 부족할 수 있는 필수영양소의 부족을 채우기 위해 먹는 것이지 심장병이나 암 예방이 목적이 아닙니다.

한 가지 영양소가 관여하는 대사는 수백, 수천 가지이기 때문에 한 가지가 부족하면 다른 영양소가 아무리 충분해도 부족한 영양소에 맞춰 대사가 떨어집니다. 리비히의 '최소량의 법칙law of minimum'입니다. 식물의 성장이 충분한 영양소가 아닌 부족한 영양소에 의해 제한되듯이 사람의 대사도 내가 많이 먹는 영양소가 아닌 내게 부족한 영양소에 의해 결정됩니다.

종합영양제가 필요한 경우

- 음식물 섭취가 불충분한 사람: 종합영양제를 꼭 먹어야 하는 경우로 강력 추천합니다. 예를 들어 다이어트 중이거나 (거의) 채식을 하거나 하루 두 끼 이하로 식사하거나 임신·수유부입니다.
- 소화관 기능이 떨어져 소화, 흡수가 잘 안 되는 사람(수술로 소화관을 일부 제거하거나 노인의 경우)
- 과음을 하거나(비타민 고갈과 무기질 흡수 감소 우려) 흡연을 하는(활성산소 생성으로 항산화제 고갈 우려) 사람
- 복용하는 약이 두세 가지 이상인 사람, 특히 당뇨 약을 먹는 사람(약

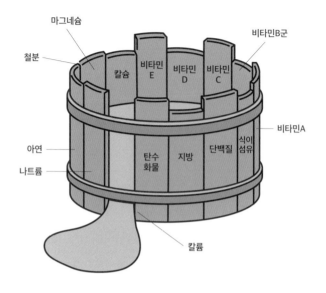

그림 4 **리비히의 최소량의 법칙**

물 대사 과정에서 비타민과 무기질 고갈 우려)

* 만성질환으로 제한된 식사를 하는 사람

* **오메가3**

오메가3와 오메가6는 둘 다 인체에서는 만들어지지 않는, 그래서 반드시 음식으로 섭취해야 하는 불포화지방산입니다. 비슷해 보여도 두 영양소의 사정은 약간 다릅니다. 오메가6는 콩기름, 옥수수유처럼 거의 매일 먹는 식용유에 많이 함유되어 있어 부족하지 않습니다. 사실 넘치는 수준입니다. 반면 오메가3는 함유된 음식이 등푸른생선과 들기름 정도여서 작심하고 챙겨 먹지 않으면 부족해질 수밖에 없습니다. 게다가 식물성식품의 오메가3는 동물성식품의 오메가3만큼 인체에서 잘 이용되지 않기 때문에 등푸른생선이 가장 중요한 오메가3 공급원이라 할 수 있습니다.

오메가3와 오메가6 모두 필요하지만 오메가3가 부족한 상황에서 오메가6가 많으면 염증과 산화가 빨라집니다. 반대로 충분한 오메가3 섭취는 염증과 산화를 줄여 심혈관계질환을 예방합니다. 현대인의 식생활에서 오메가6는 신경 쓰지 않아도 부족한 경우가 아주아주 드물고 오메가3는 챙겨 먹기 어렵기 때문에 오메가3의 중요성이 강조되고 있습니다.

오메가3 영양제가 필요한 경우

- 생선을 잘 먹지 않는 사람: 영양제보다는 음식이 더 좋은 선택이지만 비린 음식이 싫고 조리가 번거롭다면 혈관 노화 방지를 위해 오메가3 영양제를 먹습니다. 하루 500밀리그램에서 1그램 정도면 충분하고, 영양제로 먹는 경우 2그램을 절대 넘지 않는 것이 좋습니다.

가끔 콜레스테롤이 높은 분들이 콜레스테롤을 낮추기 위해 오메가3 영양제를 먹는 경우가 있습니다. 하지만 오메가3에는 콜레스테롤을 낮추는 효과가 없습니다.

• 프로바이오틱스(유산균)

'유산균=프로바이오틱스'라고 여겨지곤 하지만, 엄밀히 말해 유산균은 프로바이오틱스의 하나로 효모균처럼 유산균이 아닌 프로바이오틱스도 있습니다. 프로바이오틱스는 사람의 건강에 도움이 되는 유익균으로, 연구 결과가 축적되며 프로바이오틱스의 건강 효과가 점차 확고해지고 있어 진료실에서도 자주 처방하곤 합니다.

프로바이오틱스가 자폐증을 예방하고 비만을 치료한다는 연구도 있지만 아직은 먼 이야기입니다. 프로바이오틱스의 흔들리지 않는 가장 탁월한 효과는 바로 면역을 도와 위장관 건강을 지키고 알레르기질환을 예방하는 것입니다. 프로바이오틱스를 먹을 때는 프로바이오틱스의 먹이가 되는 채소와 과일을 함께 잘 먹어주어야 충분한 효과를 낼 수 있습니다.

프로바이오틱스가 필요한 경우

- 위장 건강을 해칠 수 있는 약물(항생제, 제산제 등의 위장약, 아스피린)을 복용하는 사람: 항생제를 먹고 설사하는 사람들이 많은데 프로바이오틱스와 같이 먹으면 설사가 반 이상 줄어드니 강력 추천합니다.
- 설사, 변비, 복통, 가스의 과민성대장 증상이 있는 사람, 장염이나 여행자설사를 앓는 사람
- 임산부와 유소아: 외부 자극에 대한 과도한 면역반응을 줄입니다. 그

래서 유소아의 경우 알레르기질환인 습진과 아토피를 예방하는 효과가 있습니다.

영양제는 반드시 내 상태에 맞게
전문가와 상의하여 복용한다

영양제는 음식으로 채우기 어려운 부족한 영양소를 공급합니다. 넘치지 않게 먹는 것이 중요하고 내 상황에 맞게 선택해야 하기 때문에 영양제에 대한 전문 지식이 있는 사람과 상의해서 선택합니다.

영양제가 절대 할 수 없는 기능이 두 가지 있습니다. 바로 치료제의 기능과 삼시세끼의 기능입니다. 영양제를 먹는다고 치료제를 게을리하거나 삼시세끼 식사를 게을리한다면 작은 것을 얻고 큰 것을 잃는 손해 보는 선택입니다.

o━ KEY POINT

유행하는 영양제를 무작정 따라 먹는 건 금물입니다. 전문가와 상의하여 내 몸에 필요한 영양제를 꼭 필요한 경우에만 먹어야 합니다.

음식으로 채울 수 없는 유일한 영양소, 비타민D

비타민D가 들어 있는 음식은 많지 않습니다. 등푸른생선, 육류의 간, 달걀노른자, 유제품, 햇볕에 말린 버섯 정도가 전부입니다. 99퍼센트의 영양소는 음식으로 채울 수 있지만, 비타민D만은 먹어서 채울 수 없습니다. 햇볕 비타민이라는 별명답게 비타민D의 90퍼센트 이상은 피부의 콜레스테롤이 햇볕을 받아 만들어집니다.

야외 활동도 하지 않고 항상 선크림을 바르고 자외선 차단 의류를 입는 현대인은 비타민D가 부족해질 수밖에 없습니다. 문화적으로 햇볕 노출을 선호하지 않는 한국인에게는 더더욱 많이 부족한 영양소이기도 합니다. 참고로 한국인의 야외 활동

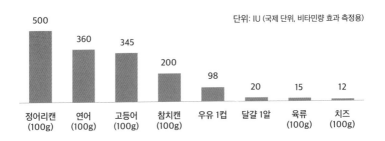

그림 5 **식품 속 비타민D 함량**[9]

단위: IU (국제 단위, 비타민량 효과 측정용)

500	360	345	200	98	20	15	12
정어리캔 (100g)	연어 (100g)	고등어 (100g)	참치캔 (100g)	우유 1컵	달걀 1알	육류 (100g)	치즈 (100g)

시간은 하루 한 시간을 조금 넘는 수준입니다.

비타민D를 만드는 가장 자연스러운 방법은 일주일에 2~3회, 10~30분간 팔과 다리 전체를 햇볕에 노출하는 것

비타민D를 만드는 가장 자연스러운 방법은 피부에 햇볕을 직접 노출하는 것입니다. 4월부터 11월 사이, 일주일에 2~3회, 구름이 많지 않은 햇볕 좋은 날을 선택해 오전 10시부터 오후 3시 사이에 팔과 다리 전체를 10~30분간 햇볕에 노출하면 영양제를 먹지 않아도 될 만큼 충분한 비타민D가 만들어집니다.

팔과 다리 전체를 노출해야 하기 때문에 민소매와 핫팬츠를 입어야 합니다. 반소매나 '아재 스타일' 반바지는 체표면적을 가려 그만큼 비타민D가 생성되지 않습니다. 한겨울에는 햇볕이 대기층으로 비스듬하게 들어오기 때문에 비타민D를 만드는 자외선인 UVB가 지표까지 도달하지 못합니다. 그러므로 겨울철에는 햇볕에 노출되어도 비타민D가 만들어지지 못하니 봄부터 가을까지 신경 써야 합니다.

UVB는 유리창을 통과하지 못하기 때문에 유리창 안에서 받는 햇볕으로는 비타민D가 만들어지지 않습니다. 얼마 전 농사짓느라 까맣게 그을린 농부가 심한 비타민D 결핍 진단을 받았습니다. 농부인데 어떻게 이토록 비타민D가 낮으냐고 물었더니 "의사 선생님, 요즘은 농부도 비닐하우스 안에서 일해요!"라고 대답하더군요. 비타민D를 만드는 햇볕은 장애물을 통과하지 못하는 반면 피부를 까맣게 만드는 자외선인 UVA는 유리창이건 비닐이건 잘 통과합니다. 자외선차단제를 바르면 비타민D가 잘 만들어지지 않습니다. 비타민D 합성을 위해서라면 자외선차단지수 15 이하 제품을 사용해야 합니다.

800~2000IU 정도의 비타민D를 기본적으로 챙기자

하지만 전 세계 어느 나라의 피부과 단체도 비타민D 합성을 위한 햇볕 노출을 권유하지 않습니다. 햇볕은 방사선, 중금

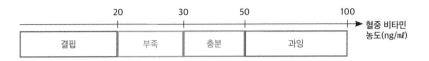
그림 6 **비타민D 부족 여부 진단**

	20	30	50	100	혈중 비타민 농도(ng/㎖)
결핍	부족	충분	과잉		

속과 함께 국제암연구소IARC에서 지정한 1군 발암물질입니다. 전 세계에서 가장 많이 발생하는 암인 피부암의 원인이고, 나이와 함께 피부노화의 가장 큰 원인입니다. 그래서 음식으로는 채울 수 없는데 자연 생성에는 한계가 있는 비타민D는 영양제로 보충해주어야 합니다.

비타민D의 필요량은 사람마다 다릅니다. 성인은 하루 800~2000IU 정도가 필요합니다. 마르고 나이 든 사람은 필요량이 적어 800~1000IU 전후이고 통통하고 젊은 사람은 필요량이 많아 2000IU 정도입니다.

비타민A, 비타민D, 비타민E, 비타민K는 대표적인 지용성 비타민으로 몸 안에 머무는 시간이 길어 매일 먹어도 되고 일주일마다 또는 한 달에 한 번 먹어도 됩니다. 하지만 한꺼번에 너무 많은 용량이 들어오면 부작용으로 고칼슘혈증이 생길 수 있기 때문에 아주 급한 경우가 아니라면 두세 달치가 한꺼번에 투여되는 주사제는 피하는 편이 좋습니다.

비타민D가 부족한지 충분한지는 혈액검사(25-하이드록시 비타민D3)로 진단합니다. 혈액의 비타민D 농도가 20ng/㎖ 미만이면 결핍, 20ng/㎖ 이상 30ng/㎖ 미만이면 부족, 30ng/㎖ 이상이면 충분, 50ng/㎖ 이상이면 과잉으로 진단합니다(그림 6 참고). 비타민D검사를 받기 위해 일부러 병원에 갈 필요는 없으며, 하루 800~2000IU으로 비타민D를 복용하다가 병원 갈 일이 있을 때 검사를 받고 복용량을 재조정하면 됩니다.

● 더 깊이 알아보기 ●

한국영양학회의 비타민D 섭취 권장량은 400~600IU이던데 800~2000IU은 너무 많지 않나요?

한국영양학회의 비타민D 권장량은 어느 정도 햇볕 노출을 한다는 가정 아래 나왔습니다. 그러나 한국인은 햇볕을 너무너무 싫어하기 때문에 햇볕으로 만들어지는 비타민D의 양이 외국보다 상대적으로 적어 음식이나 영양제로 더 많이 섭취해주어야 합니다.

비타민D가 많은 음식도 제한적이기 때문에 한국영양학회의 비타민D 섭취 권장량인 400~600IU도 음식으로 채우려면 경험 많은 영양사가 고심해가며 식단을 짜야 가능합니다. 그런데 대부분의 한국인에게는 나를 위해 식단을 짜줄 영양사도, 식단에 따라 음식을 만들어줄 조리사도 없습니다. 그러니 상황과 비용 등을 두루 따져봤을 때 가장 효과적인 방법이 비타민D 영양제입니다.

○━ KEY POINT

비타민D가 많은 음식은 드물기 때문에 햇볕 노출이나 영양제로 채워야 합니다.

무엇을 먹는가는
건강에 정말 정말 중요하다

폐렴은 세균과 바이러스에 의해 생기고 괴혈병은 비타민 C 결핍에 의해 생긴다는 것을 지금은 누구나 압니다. 그러나 1900년 초만 해도 영양결핍이 질병을 일으킬 수 있다는 개념이 없었기 때문에 괴혈병, 빈혈, 각기병이 생기는 원인균을 찾으려고 과학자들이 헛된 노력을 무던히도 기울였습니다. 그러고 나서야 영양결핍도 질병을 일으킬 수 있다는 것을 알게 되었고 이후 영양학 지식이 급속도로 광범위하게 발전했습니다.

누구나 하루 두세 번은 밥을 먹습니다. 사이사이 간식을 먹기도 합니다. 누구나 하고 매일 하는 일이어서 쉬운 것 같고 잘 아는 듯하지만, 쉽지도 않고 잘 알지도 못하는 부분이 바로 '제대로 잘 챙겨 먹기'입니다.

　제가 의대를 다닐 때만 해도 영양 상태가 건강에 미치는 영향이 과소평가되었습니다. 그래서 전체 의대 학부 교과과정 중에 영양에 대한 교육은 생화학 수업 때 두세 시간이 전부였습니다. 가르치는 교수님도 재미없어하셨고 듣는 우리는 더욱 재미가 없었습니다. 결국 영양에 대해서는 무지한 상태로 의사가 되었습니다. 저뿐만이 아닙니다. 대부분의 의사는 의대 교과과정에서 영양학을 배우지 않습니다.

　반대로 환자들은 영양과 음식에 관심이 많습니다. 약을 처방받은 환자가 진료실을 나갈 때면, 수술받은 환자가 퇴원할 때면 "피해야 할 음식은 없나요?", "도움이 될 만한 음식은 없나요?"를 항상 물어봅니다. 의사들의 답은 한결같습니다. "좋아하는 음식 마음 편히 드세요!" 환자에게는 답이 되지 않는 말입니다. 의사는 약과 수술, 시술을 믿고, 환자는 약, 수술, 시술보다는 음식으로 질병을 치료하려 합니다.

　최근에는 임상영양학의 발달로 당뇨병, 고혈압, 고지혈증, 만성 신장병, 크론병 같은 만성질환에 대해 임상영양사와 영양전담 간호사가 환자에게 질병에 필요한 영양 교육을 실시하고 있습니다. 영양결핍 우려가 있는 입원환자를 위해 영양집중지원팀nutrition consulting team, NST이 꾸려져 환자에게 주어지는 영양치료가 전문화되고 있기도 합니다. 그래도 환자가 가진 세세한 궁금증을 해결하기는 부족합니다. 특히 병원에 특화되어 있는 임상영양학은 특별히 아픈 곳 없는 대부분의 건강한 사람의 영양과 음식에 대한 궁금증에는 여전히 답을 제시하지 못합니다.

음식의 중요성을 설명하는 글이나 방송은 항상 이렇게 시작합니다.

> 히포크라테스는 "음식으로 고치지 못하는 병은 의사도 고치지 못한다"라고 했다.
> 허준의 《동의보감》에서는 '식약동원食藥同原'이라 하여 음식과 약은 그 근원이 같다고 했다. 음식으로 치료하는 의사를 가장 훌륭한 의사로 쳤다.

히포크라테스와 허준이 살던 시대에는 효과가 증명된 약도 없고 시술이나 수술도 없었으므로 의지할 수 있었던 유일한 치료가 산과 들의 약초였습니다. 하지만 지금은 환자의 면역을 이용해 항암제를 만들어 암 치료를 하고 나노로봇이 혈관 내부를 수술하는 시대입니다. 아직도 음식이 모든 질병을 일으키고 치료할 수 있다는 음식 만능설을 주장한다면 수천 년간의 의학 발전을 부인하는 것이나 다름없습니다. 음식과 질병의 과도한 연결은 특정 음식을 먹어온 사람에게 불안감을, 특정 질병에 걸린 사람에게 죄의식을 일으킵니다.

당뇨를 진단받은 사람들 가운데 대부분이 여주, 돼지감자, 양파즙을 먹어봅니다. 양파즙을 마시고 속이 아파서 병원을 찾는 사람, 돼지감자에 들어 있는 당분과 칼로리를 미처 몰랐다가 왕창 먹고 나서 혈당이 치솟아 오는 사람, 여주를 진하게 벌컥벌컥 마신 다음 간 수치가 올라서 진료받으러 오는 사람도 있습니다. 이들 식품에는 당뇨 약처럼 혈당을 직접 낮추는 효과가 없습니다. 실상은 당뇨를 진단받고 당뇨에 좋다는 음식을 먹으며 노력하는 과정에서 술도 덜 마시고 삼백 식품(설탕, 밀가루, 쌀밥)도 덜 먹고 운동도 더 하는 게 혈당 호전의 이유입니다. 이 세상에 더 먹어서 혈당을 떨어뜨리는 식품은 존재하지 않습니다. 당뇨 환자의 경우, 나쁜 탄수화물을 줄인 식단이 혈당 조절을 도와주어 복용하는 당뇨 약의 양을 줄여주는 효과가 있다고 보면 됩니다.

음식으로 모든 병을 치료할 수는 없습니다. 그러나 영양적으로 균형 잡힌 식사는 질병을 예방하고, 개별 질환에 맞춤 설계된 식단은 치료를 도와줍니다. 잘 먹지 못하는 환자에게는 항암제도 투여할 수 없습니다. 영양이 결핍되면 항암제를 견딜 체력이 고갈되기 때문입니다.

건강한 식사는 면역체계를 도와 의학적 치료가 효과를 발휘할 수 있게 도와줍니다. 음식이 병을 치료하진 못하지만 올바르게 먹지 않고서는 치유를 기대하기 어렵습니다. 독자분들이 생각하는 것 이상으로 무엇을 먹는가는 건강에 정말 정말 중요합니다. 누구나 뭔가를 먹고 살기에 잘 아는 듯하지만 실제로는 잘 모르는 것이 '무엇을 골라서 얼마나 먹는가'입니다.

제가 일상에서 하는 일은 크게 두 가지로 나눌 수 있습니다. 바로 나를 소모하는 일과 나를 채워가는 일입니다.

저에게 나를 소모하는 대표적인 일은 집안일입니다. 식사 준비, 설거지, 세탁기 돌리기, 장보기입니다. 물론 제가 유명한 셰프였다면 음식 만드는 시간이 나만의 레시피를 만들어가는 '나를 채워가는 일'이 되겠지만, 저는 경력은 길지만 어설픈 주부여서 '밥때가 왜 이리 빨리 돌아오지?' 하는 생각을 꽤 많이 합니다(집에서 살림하시는 분들, 공감하시죠?).

한편 여행을 하고 난 후 재충전이 되었다면 그 여행은 나를 채워가는 일이 됩니다. 반면 여행에서 별로 경험한 것도 없었고 날씨도 별로였고 여기저기서 바가지만 쓰고 돌아왔다면 그 여행은 소모하는 일이 됩니다.

제각기 다른 삶을 살고 있기 때문에 사람마다 각자가 생각하는 소모하는 일과 채워가는 일들은 다르게 정의될 것입니다.

하지만 모두에게 공통으로 적용되는 나를 채워가는 일이 있습니다. 바로 '잘 먹기'입니다.

지금까지 긴 흐름으로 잘 먹기를 통해 나를 채워가는 방법을 설명했습니다. 무엇을 먹는가는 건강에 그리고 삶에 너무너무 중요합니다. 이 책을 읽는 모든 분의 건강한 식생활을 응원합니다!

감사의 말

저의 아버지 고故 박철규 옹은 평생 수십 권의 책을 쓰고 번역하셨습니다. 한학에 밝았던 아버지의 책은 한글세대인 제게는 매우 어렵게 느껴졌습니다. 반면 딱 한 권의 책을 내신 어머니 김종순 여사의 글은 힘 있고 수려한 문장으로 책을 읽은 분들에게 과거로의 회상과 감동을 선사하고 있습니다. 아버지의 학문적인 힘과 어머니의 공감을 주는 필력이 제게 조금이라도 전해졌으리라고 기대하며, 두 분에 비해 미미하지만, 제게 책을 쓸 지력과 인내력을 주셨음에 부모님께 감사드립니다.

집안일은 제로섬의 법칙을 따르기 때문에 제가 하지 않으면 누군가는 해야 합니다. 제가 글쓰기에 매달린 긴 시간 동안 요리는 못하지만 설거지와 상 차리기를 해준 남편 주연호 교수에게 감사합니다. 주연호 교수가 처리할 수 없는 조금 더 난도 높은 집안일을 맡아서 해결해준 딸아이 나, 시와 아들아이 태에게도 감사합니다. 바쁜 저를 대신해 어머니를 챙겨준 숙, 은, 세, 균, 주 다섯 동생에게도 감사합니다. 옆에서 든든하게 버텨주고 있는 가족은 저의 힘입니다.

끝으로 제게 책을 쓸 기회를 주시고 제가 게을러지는 매 순간 움직여 앞으로 나아가길 독려해준 위즈덤하우스 가족분들에게도 감사합니다.

주

1장

1. 지앙린 등, 가정식, 급식, 외식 고나트륨 한식 대표 음식의 나트륨 함량 분석, *Journal of Nutrition and Health*, 2017; 50: 655-663.
2. 윤성하 등, 식이보충제 복용 현황, 국민건강통계플러스, 2022; 5: 1-5.
3. The Story of the Blueberry, 하버드대학교 보건대학원 홈페이지 [https://www.hsph.harvard.edu/nutritionsource/superfoods/].
4. Ayoub-Charette S, et al. Important food sources of fructose containing sugars and incident gout: a systematic review and meta-analysis of prospective cohort studies, *BMJ Open* 2019; 9:e024171.
5. 보건복지부·한국영양학회, 〈2020 한국인 영양소 섭취기준〉, 2020.
6. 위의 책.
7. 한국지질·동맥경화학회, 〈2022 이상지질혈증 진료지침 제5판〉, 2022.
8. 식품의약품안전처 식품영양성분 데이터베이스.
9. Drouin-Chartier JP, et al. Egg consumption and risk of cardiovascular

disease: three large prospective US cohort studies, systematic review, and updated meta-analysis, *BMJ* 2020; 368:m513.

10. Anthony Fardet, et al. Associations between food and beverage groups and major diet-related chronic diseases: an exhaustive review of pooled/meta-analyses and systematic reviews, *Nutrition Reviews* 2014; 72(12): 741-762.

2장

1. Vague J, The degree of masculine differentiation of obesities: a factor determining predisposition to diabetes, atherosclerosis, gout, and uric calculous disease, *Am J Clin Nutr* 1956; 4: 20-34.

2. Park KB, et al, Animal and Plant Protein Intake and Body Mass Index and Waist Circumference in a Korean Elderly Population, *Nutrients* 2018; 10: 577.

3. Gögler H, Intestinal transit time in Togo (Western Africa) and Germany, *Z Gastroenterol* 1976;14: 280-284.

4. Cummings JH, et al, Fecal weight, colon cancer risk, and dietary intake of nonstarch polysaccharides (dietary fiber), *Gastroenterology* 1992;103:1783-1789.

5. Gunawan AAS, et al, Development of Urine Hydration System Based on Urine Color and Support Vector Machine, *Procedia Computer Science* 2018; 135: 481-489.

3장

1. 대한골대사학회, 〈골다공증 진료지침 2022〉.
2. 보건복지부·한국영양학회, 〈2020 한국인 영양소 섭취기준〉, 2020.

4장

1. Berger S, et al, Dietary cholesterol and cardiovascular disease: a systematic review and meta-analysis, *Am J Clin Nutr* 2015; 102: 276-

294.

2. Gillman MW, et al, Margarine intake and subsequent coronary heart disease in men, *Epidemiology* 1997; 8:144-149.

3. Willett WC, Dietary fats and coronary heart disease, *J Intern Med* 2012; 272: 13-24.

4. '[건강톡톡] "탄수화물 중독에서 벗어나고 싶어요" … 전문가들의 해법은?', 〈하이닥 뉴스〉, 2023.03.07 [https://www.hidoc.co.kr/healthstory/news/C0000774997].

5. Hall H, et al, Glucotypes reveal new patterns of glucose dysregulation, *PLoS Biol* 2018; 16(7): e2005143.

6. 식품의약품안전처 식품영양성분 데이터베이스.

7. 보건복지부·한국영양학회, 〈2015 한국인 영양소 섭취기준〉, 2015.

8. 위의 책.

9. 식품의약품안전처, 〈임신수유 여성과 어린이 대상으로 생선 안전섭취 가이드〉 [https://www.mfds.go.kr/brd/m_227/view.do?seq=27865].

10. Huang J, et al, Association Between Plant and Animal Protein Intake and Overall and Cause-Specific Mortality, *JAMA Intern Med* 2020;180(9):1173-1184.

11. 식품의약품안전처 식품영양성분 데이터베이스.

12. 보건복지부·한국영양학회, 〈2015 한국인 영양소 섭취기준〉, 2015.

5장

1. St-Onge MP. et al, Meal Timing and Frequency: Implications for Cardiovascular Disease Prevention: A Scientific Statement From the American Heart Association, *Circulation* 2017;135:e96–e121.

2. Jakubowicz D, et al, Fasting until noon triggers increased postprandial hyperglycemia and impaired insulin response after lunch and dinner in individuals with type 2 diabetes: a randomized clinical trial, *Diabetes Care* 2015; 38:1820-1826.

3. Lee KS, et al, Eating rate is associated with cardiometabolic risk factors

in Korean adults, *Nutr Metab Cardiovasc Dis* 2013; 23:635-641.

4. Average minutes per day spent eating and drinking in OECD countries plus China, India and South Africa by gender, as of 2016 [https://www.statista.com/statistics/521972/time-spent-eating-drinking countries/].

5. Buffey AJ, et al, The Acute Effects of Interrupting Prolonged Sitting Time in Adults with Standing and Light-Intensity Walking on Biomarkers of Cardiometabolic Health in Adults: A Systematic Review and Meta-analysis, *Sports Med* 2022; 52:1765-1787.

6장

1. 조창규 등, 편의점 기업과 도시락 가격에 따른 편의점 도시락의 영양학적 질 평가, 대한지역사회영양학회지 2022: 27; 105-120.

2. Mortensen A, Sweeteners permitted in the European Union: safety aspects, *Scandinavian Journal of Food and Nutrition* 2006; 50: 104-116.

3. 식품의약품안전처.

4. Cao Y, et al, Light to moderate intake of alcohol, drinking patterns, and risk of cancer: results from two prospective US cohort studies, *BMJ* 2015;351:h4238.

5. 질병관리청 국가건강정보포털.

6. 윤성하 등, 식이보충제 복용 현황, 국민건강통계플러스 2022; 5: 1-5.

7. 박현아 등, 한국인은 어떤 건강기능식품을 복용하고 있는가? 2015년 국민건강영양조사를 중심으로, 대한임상건강증진학회지 2018;18:107-112.

8. 식품의약품안전처 식품안전나라 [https://www.foodsafetykorea.go.kr/portal/healthyfoodlife/functionality.do?menu_grp=MENU_NEW01&menu_no=2657].

9. 미국 국립보건원.

약 없이 건강해지는
식습관 상담소

초판 1쇄 발행 2024년 3월 20일
초판 2쇄 발행 2024년 6월 28일

지은이 박현아
펴낸이 최순영

출판2 본부장 박태근
W&G 팀장 류혜정
편집 남은경
디자인 studio forb
일러스트 장윤미

펴낸곳 ㈜위즈덤하우스   **출판등록** 2000년 5월 23일 제13-1071호
주소 서울특별시 마포구 양화로 19 합정오피스빌딩 17층
전화 02) 2179-5600   **홈페이지** www.wisdomhouse.co.kr

ISBN 979-11-7171-169-7 03510